Gopal Balasubramaniyan
Chellappa Vijayakumar
Sarath Chandra Sistla

# Analgesia pós-operatória após cirurgia abdominal electiva

Gopal Balasubramaniyan
Chellappa Vijayakumar
Sarath Chandra Sistla

# Analgesia pós-operatória após cirurgia abdominal electiva

ScienciaScripts

**Imprint**



Cover image: www.ingimage.com

This book is a translation from the original published under ISBN 978-620-2-08129-0.

Publisher:
Sciencia Scripts
is a trademark of
Dodo Books Indian Ocean Ltd. and OmniScriptum S.R.L publishing group

120 High Road, East Finchley, London, N2 9ED, United Kingdom
Str. Armeneasca 28/1, office 1, Chisinau MD-2012, Republic of Moldova, Europe
Printed at: see last page
**ISBN: 978-620-8-10139-8**

# ÍNDICE DE CONTEÚDOS

# 1. INTRODUÇÃO

A laparotomia é uma operação cirúrgica geral comum. A dor pós-operatória após uma cirurgia abdominal é conhecida por ser grave e intensa, em consequência da lesão dos tecidos musculares e dos nervos periféricos.[1] A dor pós-operatória é um dos problemas terapêuticos mais comuns nos hospitais. As cirurgias abdominais constituem uma proporção importante das operações cirúrgicas gerais. O controlo eficaz da dor é fundamental para a qualidade dos cuidados de saúde.[2] A dor aumenta significativamente a morbilidade após a laparotomia devido à redução do esforço respiratório e à supressão do reflexo da tosse e, consequentemente, atrasa a deambulação e a recuperação da função intestinal.[3] Isto culmina com o prolongamento do internamento hospitalar e outras complicações. O papel de uma estratégia bem planeada de gestão da dor no pós-operatório imediato é crucial para diminuir a morbilidade após a cirurgia abdominal, auxiliada pela disponibilidade atual de uma multiplicidade de fármacos, dosagens e vias de administração. Para que a gestão da dor seja eficaz, cada hospital deve designar quem ou que departamento será responsável por todas as actividades necessárias.[4]

Foi observada uma melhoria no alívio da dor pós-operatória com a introdução de uma equipa multidisciplinar num hospital geral, utilizando técnicas simples e instruções simples.[5] Foi também proposta uma auditoria de rotina à qualidade dos cuidados prestados aos doentes. Determinar a prevalência e a gravidade da dor pós-operatória em ambiente hospitalar é um contributo para a avaliação dos cuidados de saúde e constitui uma referência para a futura avaliação de medidas de intervenção para melhorar a analgesia pós-operatória. Assim, este estudo foi realizado para recolher informações de base sobre a analgesia pós-operatória e para detetar deficiências e melhorar a gestão da dor após cirurgias abdominais electivas. A dor excruciante no abdómen leva a uma redução do esforço respiratório e à supressão da tosse, estando também associada a um atraso na deambulação, a um atraso na recuperação da função intestinal e a um internamento hospitalar prolongado. O papel de uma gestão bem planeada da dor tem sido crucial para diminuir a morbilidade após a cirurgia abdominal.

Foi formulada uma multiplicidade de fármacos, dosagens e vias de administração na tentativa de alcançar um estado sem dor. O grau de analgesia varia consoante os fármacos. A velocidade de administração do fármaco e a manutenção da sua ação variam com as diferentes vias de administração. Os fármacos analgésicos utilizados, a via de analgesia e os esquemas de dosagem no pós-operatório serão registados. Serão registados a frequência respiratória, a pontuação de sedação, a pontuação VAS, a pontuação de satisfação do doente e os efeitos secundários.

Uma auditoria à analgesia pós-operatória foi concebida para recolher informações de base sobre a analgesia pós-operatória, para detetar deficiências na gestão atual da dor, de modo a que a gestão da dor após uma operação abdominal possa ser melhorada.

## OBJECTIVOS E METAS

- Estudar os padrões de prescrição e administração de fármacos analgésicos para a dor pós-operatória após cirurgia abdominal.
- Estudar a prevalência e a gravidade da dor pós-operatória
- Avaliar os efeitos adversos dos medicamentos
- Avaliar a satisfação dos doentes

## PACIENTES E MÉTODOS

Este estudo observacional prospetivo foi realizado entre setembro de 2007 e junho de 2009 no Departamento de Cirurgia, JIPMER. Todos os pacientes que foram submetidos a laparotomia electiva foram incluídos no estudo.

## CRITÉRIOS DE EXCLUSÃO

Laparotomia de emergência

## DROGAS UTILIZADAS

1. Medicamentos de rotina utilizados para anestesia
2. Analgesia pós-operatória principalmente dois grupos
    a. Narcóticos
    b. Não narcóticos

## PARÂMETROS ESTUDADOS

1. Detalhes da anestesia e da cirurgia.
2. Tipo de analgesia pós-operatória; os fármacos utilizados, as respectivas dosagens, os esquemas posológicos e as vias de administração.
3. Gravidade da dor pós-operatória medida pela escala visual analógica na UCI; 6, 12 e 24 horas após a operação.
4. Incidência e gravidade dos efeitos adversos como sedação, depressão respiratória, náuseas, vómitos, prurido e retenção urinária.
5. A expetativa do doente quanto ao alívio da dor e o grau de dor efetivamente sentido.
6. Satisfação do doente com a analgesia obtida.

## BREVE PROCEDIMENTO

Trata-se de um estudo observacional prospetivo, de base hospitalar, realizado no Departamento de Cirurgia Geral de um instituto de cuidados terciários no Sul da Índia,

que efectua cerca de 300 cirurgias abdominais electivas por ano, durante um período de dois anos, após obtenção de autorização do Conselho de Investigação e do Comité de Ética do Instituto. Todos os pacientes consecutivos, com consentimento, submetidos a laparotomias eletivas sob anestesia geral (AG), com mais de 13 anos de idade, de ambos os sexos, pertencentes às classes I e II da American Society of Anesthesiologists (ASA), foram incluídos no estudo após a obtenção de um consentimento informado por escrito.
Os critérios de exclusão foram os doentes submetidos a laparotomia de urgência, a incapacidade de compreender o Visual Analog Score (VAS) ou a pontuação de satisfação, contra-indicações para a morfina, sensibilidade ao agente anestésico utilizado ou intolerância aos medicamentos utilizados e utilização de esteróides. Por se tratar de um estudo observacional, o tamanho da amostra não foi calculado. Todos os pacientes elegíveis para o estudo foram incluídos no dia anterior à cirurgia. Um protocolo de anestesia padrão foi usado para todos os pacientes. A dor foi avaliada por meio de uma EVA de 10 pontos, na admissão na UTI cirúrgica e com 6, 12 e 24 horas de pós-operatório. Os doentes foram informados no pré-operatório sobre a intensidade da dor que se pode esperar após a cirurgia. Isto foi utilizado para avaliar a satisfação dos doentes com a analgesia, comparando a dor efetivamente sentida no período pós-operatório com a dor esperada. Foram registados os detalhes relativos aos fármacos analgésicos, as suas vias de administração e os seus esquemas de dosagem nas primeiras 24 horas do período pós-operatório. A frequência respiratória foi verificada em intervalos regulares durante as primeiras 24 horas. Uma frequência respiratória <8 foi considerada como depressão respiratória e os opiáceos foram omitidos ou alterados para fármacos não narcóticos. O grau de sedação foi avaliado objetivamente através de uma pontuação de sedação (0 - totalmente desperto; 1 - fácil de despertar; 2 - constantemente sonolento; 3 - gravemente sonolento). Outros efeitos adversos, sob a forma de náuseas, vómitos, prurido e retenção urinária, foram igualmente registados. Após 24 horas de analgesia pós-operatória, foi pedido aos doentes que avaliassem a sua satisfação com a analgesia através de uma escala de classificação numérica objetiva de 4 pontos (1-Péssimo, 2-Ruim, 3-Bom, 4-Excelente). A anestesia epidural foi administrada pelos anestesistas na UTI cirúrgica.
As variáveis de resultados primários foram o tipo de analgesia pós-operatória utilizada, os fármacos, as suas dosagens e esquemas de dosagem e as suas vias de administração. As variáveis de resultados secundários foram os pormenores da cirurgia, os tipos de incisões, as pontuações visuais analógicas da dor (EVA) em intervalos de tempo específicos, a incidência e a gravidade dos efeitos adversos, como a sedação utilizando a pontuação da sedação, a depressão respiratória utilizando a frequência respiratória, as náuseas e os vómitos pós-operatórios (NVPO), o prurido e a retenção urinária e a satisfação do doente com a analgesia obtida.

## ANÁLISE ESTATÍSTICA

A análise estatística foi efectuada utilizando o SPSS versão 13 para Windows (SPSS, Chicago, Illinois, EUA). As variáveis foram resumidas utilizando a média, o erro padrão, a mediana, o intervalo interquartil e as percentagens com base nas caraterísticas das variáveis. O teste do qui-quadrado e o teste exato de Fischers foram utilizados para variáveis não paramétricas. Os factores significativos na análise univariada foram depois submetidos a uma análise de regressão logística stepwise. As variáveis independentes não significativas foram excluídas de forma regressiva. O valor de $P < 0{,}05$ foi considerado estatisticamente significativo.

## Revisão da literatura

A dor é misteriosa em muitos aspectos. É sentida por quase todos nós numa altura ou noutra das nossas vidas e alguns de nós sentem-na quase continuamente. A sua quase universalidade sugere que deve ser um fenómeno neurológico básico, mas é possível discutir se a dor é sentida por organismos não humanos e, em caso afirmativo, por quais deles. Neste como em muitos outros aspectos, a dor difere de modalidades sensoriais como a visão e a audição e tem implicações filosóficas e teológicas que outras modalidades sensoriais não partilham (Anthony Compbell).

Os gregos e os romanos foram os primeiros a avançar com a teoria da sensação, a ideia de que o cérebro e o sistema nervoso têm um papel na produção da perceção da dor. Foi só na Idade Média e no Renascimento - nos anos 1400 e 1500 - que começaram a acumular-se provas que apoiavam estas teorias. Leonardo Da Vinci e os seus contemporâneos passaram a acreditar que o cérebro era o órgão central responsável pela sensação. Da Vinci também desenvolveu a ideia de que a medula espinal transmite sensações ao cérebro.

Nos séculos XVII$^{th}$ e XVIII$^{th}$ , o estudo do corpo e dos sentidos continuou a ser uma fonte de admiração para os filósofos do mundo. Em 1664, o filósofo francês René Descartes descreveu o que ainda hoje se designa por "via da dor". Descartes ilustrou como as partículas de fogo, em contacto com o pé, viajam até ao cérebro e comparou a sensação de dor ao toque de um sino.

Durante o século XIX, os investigadores estavam muito preocupados com a procura de um meio de reduzir ou eliminar a dor da cirurgia. O ópio já era conhecido há muito tempo, mas em 1817 o princípio ativo foi isolado e designado por "morfina" (Schmitz R et al)

No final do século, a anestesia química começou a ser utilizada - o éter, o clorofórmio e o óxido nitroso foram considerados eficazes para este fim (James Young Simpson et al). Houve disputas sobre a prioridade na invenção da anestesia e um dos pioneiros, um dentista americano chamado Horace Wells, suicidou-se com clorofórmio antes de receber a carta da Societe Medicale de Paris que reconhecia a sua descoberta e a primeira utilização da substância. A anestesia local foi também introduzida em meados do século XIX. A hipnose oferece uma abordagem bastante diferente para o controlo da dor. James Braid, em Manchester, tentou separar esta técnica dos seus antecedentes algo suspeitos do mesmerismo e mostrou que era possível utilizá-la para eliminar a dor durante a cirurgia, bem como para curar várias doenças, mas o controlo hipnótico da dor permaneceu sempre como uma curiosidade médica e nunca ameaçou substituir a anestesia química.

Manimala Rao[38] observou A dor é omnipresente, é uma sensação intolerável e torna o doente vulnerável. Há um ditado que diz que não há ganho sem dor. Isto pode não ser verdade no caso da dor aguda pós-operatória. Está bem documentado que a dor inadequadamente aliviada é deletéria e pode levar a uma série de complicações no período pós-operatório.

## Definição de dor:

Uma experiência sensorial e emocional desagradável associada a danos reais ou potenciais nos tecidos, ou descrita em termos de tais danos (Mercia L. Meldrum). A dor aguda é geralmente definida como a "resposta fisiológica normal, prevista, a um estímulo químico, térmico ou mecânico adverso (Peter J Koo et al).

O objetivo do tratamento da dor pós-operatória é proporcionar conforto subjetivo, para além de inibir os impulsos nociceptivos induzidos pelo trauma, a fim de atenuar as respostas reflexas autonómicas e somáticas à dor e, subsequentemente, melhorar o restabelecimento da função, permitindo que o doente respire, tussa e se mova mais facilmente.

## 2. MECANISMO

A cirurgia, em particular, produz um insulto bifásico no corpo humano, o que tem implicações no controlo da dor. Em primeiro lugar, durante a cirurgia há um traumatismo nos tecidos, que produz estímulos nocivos e um grande estímulo nociceptivo. Em segundo lugar, após a cirurgia, há um processo inflamatório no local, que também é responsável por um estímulo nocivo. Estes dois processos sensibilizam as vias da dor. Ocorrem a nível periférico, onde se verifica uma redução do limiar das aferências nociceptivas, e a nível central, com um aumento da excitação dos neurónios espinais envolvidos na transmissão da dor. Tem implicações profundas na gestão da dor aguda e tem provocado interesse na utilização de analgésicos preemptivos e em novos métodos de gestão da dor pós-operatória com novos agentes de tipo não opióide em combinação com fármacos opióides. A sensibilização periférica pode ser provocada por diferentes estímulos, como o térmico, o tátil, o mecânico e o químico, e a sua primeira transmissão ocorre nos núcleos do corno dorsal da medula espinal. Numa situação clínica, este estímulo nocivo é prolongado, resultando em danos nos tecidos e inflamação. Isto leva à libertação de uma "sopa" de mediadores inflamatórios, tais como a K, a serotonina, a bradicinina, a substância P, a histamina, etc. Estas substâncias actuam para sensibilizar os nociceptores de limiar elevado. Assim, os estímulos de baixo limiar, que normalmente não causariam dor, são agora percepcionados como dolorosos. Para reduzir a sensibilização periférica, uma abordagem racional consiste em prevenir ou reduzir a "sopa" inflamatória, através da utilização de *AINEs* e de medicamentos de ação periférica, da combinação de opiáceos e de anestésicos locais. A resposta inflamatória faz parte de uma lesão complexa. Por conseguinte, a modificação sensata da resposta à lesão torna-se parte da estratégia de gestão da dor e de reabilitação aguda. Os estudos confirmam que estas estratégias, que reduzem a dor e o catabolismo pós-cirúrgico, conduzem a uma alta hospitalar precoce.

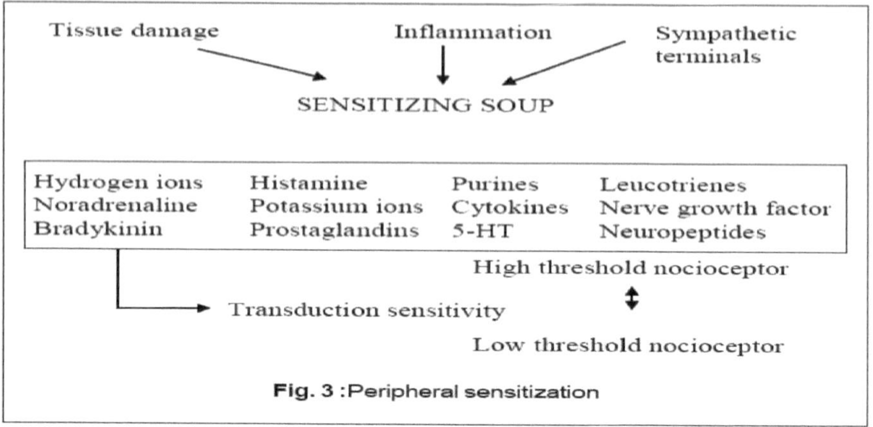

**Fig. 3 :Peripheral sensitization**

Sensibilização central - A investigação recente centrou-se nos mecanismos dorsais. Na sequência de uma lesão, verifica-se um aumento da resposta a estímulos mecânicos normalmente inócuos (alodinia) e uma zona de hiperalgesia secundária nos tecidos não lesionados que rodeiam o local da lesão. Sabe-se agora que uma barragem secundária de fibras "C" nas fibras aferentes primárias conduz a outras alterações morfológicas e bioquímicas no corno dorsal que podem ser difíceis de inverter. Em primeiro lugar, pode haver um aumento do tamanho do campo recetor, em segundo lugar, há um aumento da magnitude e da duração da resposta aos estímulos e, finalmente, há uma redução do limiar, de modo que os estímulos, que normalmente não são nocivos, activam os neurónios que normalmente transmitem informações nociceptivas. Aparentemente, o recetor NMDA pode mediar respostas no processamento fisiológico da informação sensorial e está envolvido na sensibilização central. A cetamina, que é um antagonista dos receptores NMDA, tem uma analgesia profunda. O óxido nítrico (NO) tem um papel no processamento nociceptivo e é produzido secundariamente à ativação dos receptores NMDA. Os fármacos, que podem impedir a produção ou bloquear, podem ter um papel na redução ou abolição da dor.

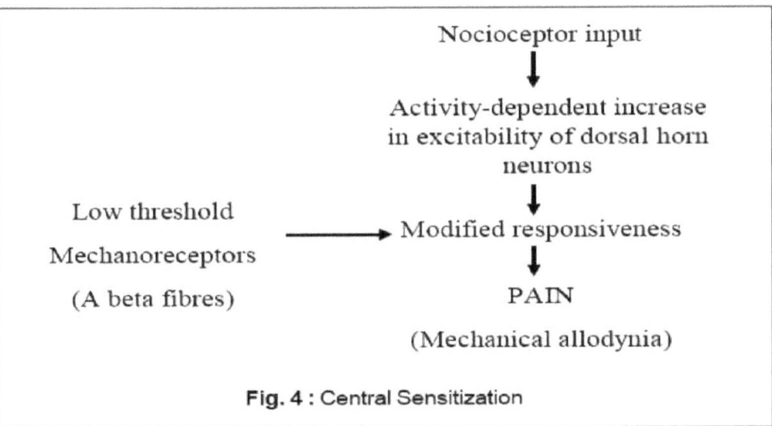

Fig. 4 : Central Sensitization

## Peculiaridade da dor pós-operatória

- Dor constante relacionada com a cirurgia, frequentemente descrita como dolorosa por natureza e normalmente perto do local da cirurgia.
- A exacerbação aguda da dor, que se junta à dor basal, deve-se a actividades como tossir, levantar-se da cama, fisioterapia e mudança de pensos.
- Regularmente, é uma doença auto-limitada.
- Normalmente, verifica-se uma melhoria progressiva num período relativamente curto.

## Porque é que devemos tratar a dor pós-operatória? [41]

A dor pós-operatória não aliviada adequadamente é prejudicial e pode levar a uma série de complicações como

A. Cardiovascular - ativação do sistema nervoso simpático
   1. hipertensão, taquicardia, $ contração do miocárdio, resistências vasculares^ necessidade de O2 do miocárdio

   2. Vasoconstrição coronária | suprimento miocárdico 02 isquemia miocárdica

B. Respiratório- incisão cirúrgica e dores
   1. Esplintar o diafragma, inibição reflexa dos nervos frénicos, diminuição do volume pulmonar, atelectasia (Mankikian et al)

   2. Tosse fraca, retenção de expectoraçãoPneumonia pós-operatória, hipoxemia (Warner D)

C. Gastrointestinal - ativação dos arcos reflexos espinhais - perturbação da motilidade gástrica e intestinal - ileus (Wattwil M)

D. Genitourinário - Retenção urinária

E. Neuroendócrinas: libertação de hormonas do stress, por exemplo, catecolaminas, GH, cortisol, glucagões, ACTH, ADH, renina, angiotensina II e interleucinas Hiperglicemia, aumento da coagulabilidade, degradação das proteínas, balanço negativo de azoto, comprometimento da cicatrização de feridas, função imunitária, retenção de Na e água, aumento da procura metabólica

F. Músculo-esquelético
1. Espasmo muscular s Redução da função respiratória
2. Imobilidade^ aumento da estase venosa, TVP

G. Psicológico

Ansiedade, medo, insónia, fadiga e comportamento agressivo.

Por conseguinte, a dor da cirurgia deve ser totalmente aliviada.

# 3. PLANEAMENTO DA GESTÃO DA DOR PÓS-OPERATÓRIA

A seleção de um plano de gestão da dor pós-operatória é um processo colaborativo e dinâmico, que requer a aceitação tanto do doente como do prestador de cuidados de saúde. As diretrizes de gestão da dor sugerem que as opções de gestão da dor sejam discutidas com os doentes e que estes recebam a educação adequada relativamente às caraterísticas de modalidades analgésicas específicas antes da cirurgia. Os resultados de estudos recentes demonstraram que a utilização de um programa de educação pré-operatória do doente resulta numa maior satisfação do doente, na diminuição da procura de analgesia pós-operatória e na redução do tempo de internamento hospitalar. As caraterísticas importantes dos agentes e modalidades analgésicas a considerar incluem a eficácia e segurança específicas da cirurgia, o potencial para complicações, a invasividade da administração e a facilidade de utilização.

# 4. SELECÇÃO DE ANALGÉSICOS

As opções analgésicas vão desde os não opióides relativamente fracos (por exemplo, anti-inflamatórios não esteróides [AINEs]) até aos opióides muito potentes (por exemplo, morfina e fentanil). A escolha do agente analgésico para o tratamento da dor pós-operatória pode depender de vários factores, incluindo o tipo de cirurgia com o nível de dor esperado, a via de administração, os potenciais efeitos adversos, a disponibilidade e o custo. O grau de dor esperado é o fator central que influencia a seleção do analgésico, que está diretamente relacionado com o local e a invasividade da cirurgia. Em geral, as cirurgias abdominais superiores e torácicas são mais dolorosas do que as cirurgias abdominais inferiores, que por sua vez são mais dolorosas do que as cirurgias dos membros periféricos. A dor mais intensa é sentida imediatamente após a cirurgia e diminui com o tempo. Por conseguinte, uma analgesia eficaz requer a utilização de agentes analgésicos mais fortes no período pós-operatório imediato, seguida de uma transição para opióides e não opióides mais fracos à medida que a dor diminui.

Charghi et al[1] (2004) efectuaram um estudo para examinar a hipótese de que o tratamento da dor com analgesia controlada pelo doente (ACP) utilizando morfina IV é uma alternativa adequada e segura à analgesia epidural em doentes com obesidade mórbida submetidos a cirurgia de bypass gástrico. Compararam retrospetivamente o alívio da dor pós-operatória em todos os doentes submetidos a este procedimento. De acordo com o tratamento da dor peri-operatória, os doentes foram distribuídos por um grupo de PCA (com morfina IV) ou por um grupo de analgesia epidural, no qual os doentes receberam doses intermitentes de morfina ou infusões contínuas de bupivacaína/fentanil. Os parâmetros de avaliação do estudo incluíram a qualidade do controlo da dor, a incidência de complicações cardiovasculares e respiratórias, os efeitos secundários relacionados com a analgesia, o tempo até à deambulação e à primeira defecação, a duração do internamento hospitalar e as infecções da ferida. Foram analisados os dados de 86 pacientes, 40 pacientes no grupo PCA e 46 pacientes no grupo epidural. Os grupos eram semelhantes no que diz respeito à idade, índice de massa corporal e género. O tipo de analgesia não afectou a qualidade do controlo da dor em repouso, a frequência de náuseas e prurido, o tempo para a deambulação e o retorno da função gastrointestinal, e a duração do internamento hospitalar. Os pacientes que receberam analgesia epidural tiveram uma maior incidência de infeção da ferida do que os indivíduos com PCA (grupo epidural: 39%, grupo PCA: 15%, P = 0,01). Concluíram que, em doentes com obesidade grosseira submetidos a cirurgia de bypass gástrico, a ACP com morfina IV é uma estratégia aceitável para o controlo da dor e pode conferir algumas vantagens quando comparada com a analgesia epidural.

Warner D[2] (2000) discutindo a prevenção de complicações pulmonares pós-operatórias, comenta que existem três mecanismos que contribuem para a disfunção pulmonar após cirurgias torácicas e abdominais. Primeiro, a rutura funcional dos músculos respiratórios pelas incisões, mesmo após o reparo cirúrgico, pode prejudicar sua eficácia. Em segundo lugar, a dor pós-operatória pode causar limitação voluntária do movimento respiratório. Por fim, a estimulação de vísceras, como a proporcionada pela tração mecânica da vesícula biliar, diminui a produção do motoneurônio frênico, minimizando a descida do diafragma e levando à atelectasia pulmonar. O bloqueio epidural com anestésico local e opióide diminui a frequência de atelectasias e infecções respiratórias. Aumenta o volume corrente, a CV e outros índices que reflectem a atividade do diafragma após cirurgia abdominal superior. No entanto, o efeito da analgesia regional pós-operatória pode ter consequências indesejadas.

**Shapiro A** et al[3] (2003) realizaram um estudo sobre a comparação de três técnicas de controlo da dor pós-operatória aguda após uma cirurgia abdominal de grande porte. Comparar a eficácia analgésica de um anti-inflamatório não esteroide (AINE) isolado (tratamento básico da dor) com a de um AINE em conjunto com analgesia intravenosa (IV) controlada pelo doente (IV-PCA) ou morfina epidural intermitente (morfina epidural), em doentes a recuperar de uma cirurgia intra-abdominal de grande porte; e avaliar os custos fixos e variáveis da prestação das respectivas modalidades de tratamento da dor aguda. Foram recolhidos e analisados os dados de 358 doentes em recuperação de cirurgia intra-abdominal major, tratados segundo um dos três protocolos de tratamento. Foram também calculados os custos da prestação de APS e o tempo de enfermagem necessário para monitorizar e tratar os doentes em cada grupo de tratamento. A mediana das pontuações da escala visual analógica (EVA) foi baixa nos três grupos de tratamento (23,5 mm vs. 6 mm vs. 4, para os grupos de tratamento básico da dor, IV-PCA e morfina epidural, respetivamente). No entanto, a mediana da EVA foi significativamente ($p < 0,04$) mais baixa nos doentes que receberam morfina epidural do que nos grupos de tratamento da dor por IV-PCA ou básico. Da mesma forma, o número de pacientes que tiveram pelo menos um episódio de dor com VAS >30 mm foi significativamente ($p < 0,04$) menor no grupo da morfina epidural do que em qualquer um dos outros dois grupos. A frequência de náuseas e vómitos foi semelhante entre os grupos. No entanto, a frequência de prurido pós-operatório foi significativamente ($p < 0,001$) maior no grupo da morfina epidural do que nos outros dois grupos. A satisfação dos pacientes não foi afetada pela distribuição dos grupos. Os custos institucionais por paciente e o tempo de enfermagem necessário para fornecer a SAAF foram menores no grupo de tratamento básico da dor. Considerando os respectivos perfis de dor, taxas de complicações e custos institucionais associados aos três regimes analgésicos analisados, o tratamento básico da dor constitui, por si só, uma alternativa útil aos outros dois regimes analgésicos avaliados.

Alon et al (2003)[4] referiram que as técnicas de analgesia controlada pelo doente individualizam a necessidade de analgesia do doente. As combinações de anestésicos locais e opiáceos proporcionam um melhor alívio da dor e menos efeitos secundários. A infusão epidural contínua tem as vantagens de menos flutuações nas concentrações de fármaco no LCR, mas é necessário administrar um bolus de carga, para ultrapassar o facto de demorar algum tempo a proporcionar uma analgesia adequada. As vantagens da analgesia epidural em relação à analgesia intravenosa controlada pelo doente foram uma melhor analgesia e uma menor necessidade de opiáceos, enquanto as vantagens quando comparada com a infusão contínua epidural são: maior eficiência, auto-ajuste pelo doente, maior satisfação do doente, menos sedação e dosagem de opiáceos. Concluíram que, quando comparada com a PCA IV, a PCEA pode oferecer analgesia superior com uma dosagem menor de opióides. A PCEA proporcionou um maior controlo e uma maior satisfação do doente do que a infusão contínua. As vantagens clínicas da PCEA podem compensar o custo mais elevado e a invasividade da técnica.

Mann C et al[5] (2000) efectuaram um estudo para comparar a eficácia do alívio da dor pós-operatória e a segurança da PCEA e da PCA após uma cirurgia abdominal de grande porte em doentes idosos. 70 doentes com mais de 70 anos de idade foram distribuídos aleatoriamente para receber analgesia epidural combinada e AG seguida de PCEA pós-operatória, utilizando uma mistura de bupivacaína a 0,125% e sufentanil (PCEA), ou anestesia geral seguida de PCA com morfina intravenosa. O protocolo consistiu em PCA - dose de carga de 5mg de morfina, Bolus de 1,5mg, intervalo de bloqueio de 8 minutos. PCEA - bupivacaína a 0,125% + 0,5 pg/ml de sufentanil, bolus de 3 ml com um intervalo de bloqueio de 12 minutos e uma infusão basal de 3-5 ml/h. A avaliação pós-operatória incluiu estado mental, intensidade da dor, função cardio-respiratória e gastrointestinal. Foi observado que a PCEA proporcionou melhor alívio da dor do que a PCA em repouso ($p<0,01$) e após tosse. A incidência de delirium foi comparável em ambos os grupos. Os autores concluíram que a analgesia epidural com anestésicos locais e um opióide proporcionou um melhor alívio da dor e melhorou o estado mental e a atividade intestinal, mas não reduziu o delírio pós-operatório e a morbilidade cardio-respiratória.

George KA et al[6] (1994) efectuaram um estudo para comparar a analgesia epidural torácica com morfina intravenosa controlada pelo doente após cirurgia abdominal superior. Vinte e um pacientes ASA I e II submetidos a cirurgia abdominal superior foram estudados durante 24 horas após a operação. Foram incluídos num estudo prospetivo e aleatório de morfina intravenosa PCA em comparação com fentanilo epidural torácico contínuo combinado com bupivacaína a 0,2%. O alívio da dor foi superior na série de bupivacaína ($p<0$-.05) ao longo do período de estudo de 24 horas e isso foi associado a uma ventilação pulmonar significativamente maior em comparação com a série de PCA. Os parâmetros expiratórios forçados foram reduzidos em ambas as séries após a operação, mas significativamente menos no grupo epidural. Registou-se uma incidência reduzida de sintomas eméticos no grupo epidural (P<0,05), mas a incidência de outros efeitos secundários menores não diferiu significativamente. Concluiu-se que a analgesia controlada apenas maximizou os potenciais benefícios da via de administração sistémica e que a analgesia epidural torácica continua a ser preferível quando a modificação das alterações respiratórias pós-operatórias é importante.

Standi T et al[7] (2003) compararam a qualidade do alívio da dor e a incidência de efeitos secundários entre a infusão epidural contínua (ICE) pós-operatória de 24 horas e a analgesia epidural controlada pelo doente (AEP) subsequente com diferentes analgésicos após cirurgia abdominal de grande porte. Vinte e oito mulheres submetidas a cirurgia extensa de tumores ginecológicos receberam CEI pós-operatória com 0,15 ml/kg/hr de ropivacaína a 0,2% (R: n = 14) ou bupivacaína a 0,125% mais 0,5 pg/ml de sufentanil (BS: n = 14) durante 24 horas de pós-operatório. Vinte e quatro horas mais tarde, a gestão da dor pós-operatória foi alterada para PCEA sem infusão de fundo e aplicação em bolus único de 5 ml de R ou BS a cada 20 minutos, no máximo. As escalas visuais analógicas (VAS; 1-100 mm) foram avaliadas pelos doentes em repouso e ao tossir após 24 horas de CEI e PCEA. Os efeitos secundários, as doses de anestésicos locais e opiáceos foram registados e as concentrações plasmáticas de ropivacaína e bupivacaína totais e não ligadas foram medidas. Os doentes necessitaram de doses mais baixas de cada um dos respectivos medicamentos analgésicos com PCEA (R: 108 ± 30 ml; BS: 110 ± 28 ml) do que com CEI (R: 234 ± 40; BS: 260 ± 45; P < 0,01). As concentrações plasmáticas de ropivacaína foram menores 24 horas após a PCEA quando comparadas com a CEI (P < 0,01). Os pacientes com PCEA não apresentaram bloqueio motor, mas 2 pacientes após CEI (n=4; NS) apresentaram bloqueio motor. Não houve diferença na necessidade de medicação de resgate com opióides parenterais entre os grupos CEI e PCEA. Concluíram que o PCEA, em comparação com o CEI anterior, proporcionou analgesia equivalente com doses de anestésico local e níveis plasmáticos mais baixos e sem efeitos secundários de bloqueio motor, independentemente do regime de fármacos aplicado.

Ozalp G et al[8] (1998) realizaram um estudo para determinar a eficácia e a segurança da analgesia epidural controlada pelo doente com morfina ou fentanil em combinação com bupivacaína para alívio da dor pós-operatória. Foram estudados 40 pacientes ASA I -11(40) programados para cirurgia abdominal de grande porte. Após a inserção de um cateter epidural lombar, os pacientes receberam um anestésico geral não opióide. Após a cirurgia, os doentes com queixas de dor receberam uma dose de carga de 2 mg de morfina (Grupo I) ou 50 microgramas de fentanil (Grupo II). Para dor contínua, foram administrados 1 mg de morfina em 4 ml de bupivacaína 0,125% (0,25 mg/ml de morfina e 1 mg/ml de bupivacaína, Grupo I) ou 20 microgramas de fentanil em 4 ml de bupivacaína 0,125% (5 pg/ml de fentanil e 1 mg/ml de bupivacaína, Grupo II). A pressão arterial, a frequência cardíaca, a frequência respiratória e a $SpO_2$ foram monitorizadas. As avaliações da dor (EVA), náuseas e vómitos, bloqueio motor, prurido e sedação foram registadas durante 24 horas. Não foram observadas diferenças na dor ou sedação entre os grupos. O consumo de opióides no pós-operatório de 24 horas foi de 15,50 +/- 7,53 mg de morfina e 555,10 +/- 183,85 microgramas de fentanil. O consumo total de bupivacaína 0,125% foi de 58,00 +/-30,14 ml no Grupo I e 101,05 +/36,77 ml no Grupo II. Um doente do Grupo II queixou-se de fraqueza motora numa perna. A incidência de náuseas (Grupo I 45%, Grupo II 10% $P < 0,05$) e prurido (Grupo I 30%, Grupo II 5% $P < 0,05$) foi menor nos pacientes que receberam fentanil. Assim, concluíram que a combinação de bupivacaína diluída com um opióide proporciona boa analgesia com ausência de efeitos colaterais graves. Ambos os métodos utilizados no estudo foram eficazes na prevenção da dor, mas, devido aos menores efeitos secundários, o fentanil pode ser preferível à morfina.

Fischer R et al[9] (1988) compararam a infusão epidural contínua de fentanil-bupivacaína e morfina-bupivacaína no tratamento da dor pós-operatória. O estudo foi realizado com infusões epidurais contínuas pós-operatórias de 5 ml/hora de fentanil 10 pg/ml (n = 59) ou morfina 0,1 mg/ml (n = 48), ambos com bupivacaína 0,1%, em pacientes submetidas a cesarianas. As avaliações pós-operatórias incluíram a frequência e a magnitude da depressão respiratória clinicamente evidente, a adequação da analgesia, náuseas, prurido, capacidade de deambulação e outros efeitos colaterais durante 24 horas. A analgesia e o número de injecções de narcóticos suplementares necessárias foram semelhantes em ambos os grupos. A incidência de náuseas e prurido foi significativamente menor nos pacientes que receberam fentanil. Nenhum doente desenvolveu depressão respiratória em nenhum dos grupos. A aceitação da técnica epidural contínua por parte dos doentes e da equipa foi excelente.

Wu CL et al[10] (2005) efectuaram uma meta-análise e concluíram que a analgesia epidural em geral proporcionava uma analgesia pós-operatória superior em comparação com a analgesia intravenosa controlada pelo doente. Para todos os tipos de cirurgia e avaliações da dor, todas as formas de analgesia epidural (tanto a infusão epidural contínua como a analgesia epidural controlada pelo doente) proporcionaram uma analgesia pós-operatória significativamente superior em comparação com a analgesia intravenosa controlada pelo doente, com exceção dos regimes epidurais opióides hidrofílicos apenas. A infusão epidural contínua proporcionou uma analgesia estatisticamente significativamente superior à analgesia epidural controlada pelo doente para a dor geral, a dor em repouso e a dor com a atividade; no entanto, os doentes que receberam infusão epidural contínua tiveram uma incidência significativamente mais elevada de náuseas e vómitos e de bloqueio motor, mas uma menor incidência de prurido. Resumiu-se que, quase sem exceção, a analgesia epidural, independentemente do agente analgésico, do regime epidural e do tipo e momento da avaliação da dor, proporcionou uma analgesia pós-operatória superior à analgesia intravenosa controlada pelo doente, uma vez que apenas se registaram pequenos problemas relacionados com o cateter associados à sua utilização. Concluíram que o fentanil epidural contínuo combinado com bupivacaína oferecia uma excelente analgesia pós-operatória com efeitos secundários mínimos.

Ballantyne et al[11] (1998) realizaram uma meta-análise de ensaios aleatorizados e controlados para avaliar os efeitos de sete terapias analgésicas na função pulmonar pós-operatória após uma variedade de procedimentos: opióide epidural, anestésico local epidural, opióide epidural com anestésico local, opióide epidural torácico versus lombar, bloqueio do nervo intercostal, infiltração da ferida com anestésico local e anestésicos locais intrapleurais. Foram analisadas as medidas de volume expiratório forçado em 1 s (FEV,), capacidade vital forçada (FVC), capacidade vital (VC), taxa de fluxo expiratório máximo (PEFR), $PaO_2$ , e incidência de atelectasia, infeção pulmonar e complicações pulmonares gerais. Em comparação com os opióides sistémicos, os opióides epidurais diminuíram a incidência de atelectasias e tiveram uma fraca tendência para reduzir a incidência de infecções pulmonares e complicações pulmonares. Os anestésicos locais epidurais aumentaram a $PaO_2$ e diminuíram a incidência de infecções pulmonares e complicações pulmonares em comparação com os opióides sistémicos. Não houve diferenças clínicas ou estatisticamente significativas nas medidas substitutas da função pulmonar (FEVi, FVC e PEFR). Essas análises apoiam a utilidade da analgesia epidural para reduzir a morbidade pulmonar pós-operatória, mas não apoiam o uso de medidas substitutas de resultados pulmonares como preditores ou determinantes da morbidade pulmonar em pacientes pós-operatórios. Assim, a meta-análise confirmou que o controlo da dor epidural pós-operatória pode diminuir significativamente a incidência de morbilidade pulmonar.

Tsui, S. L, et al[12] (1997) efectuaram um estudo sobre a auditoria e a análise dos efeitos adversos e da segurança da gestão da dor pós-operatória em 2509 doentes consecutivos sob os cuidados do Serviço de Dor Aguda num hospital universitário de referência terciária durante um período de 32 meses. A sua monitorização respiratória padrão consistiu em oximetria de pulso contínua, contagem horária da frequência respiratória, pontuação da sedação e amostragem intermitente de gases no sangue arterial. Este protocolo era fiável e detectou seis episódios de bradipneia, 13 de hipercapnia e 23 de dessaturação de oxigénio que ocorreram em 39 doentes (1,8% de todos os doentes em respiração espontânea). Dois doentes necessitaram de injeção de naloxona e nenhum ficou com sequelas a longo prazo. Hipotensão devido a infusões epidurais de bupivacaína 0,0625% e fentanil 3,3 [mu] g.ml-1 ocorreu em quatro pacientes (1,2%), todos com bloqueio sensorial maior que T5. Eles responderam prontamente à infusão de fluidos e efedrina (dois pacientes). As náuseas e os vómitos pós-operatórios ocorreram em 723 (28,8%) e 380 (15,1%) doentes, respetivamente. A análise do odds ratio mostrou que os factores de risco para náuseas e vómitos no pós-operatório foram: sexo feminino, operações ginecológicas, doentes não idosos e analgesia sistémica. As náuseas e os vómitos pós-operatórios diminuíram a eficácia analgésica, desencorajando a utilização de analgesia controlada pelo doente, e foram considerados tão angustiantes como a dor. Outros efeitos secundários incluíram: prurido em 182 doentes; tonturas em 333 e fraqueza nos membros inferiores em 73 (21,2% dos doentes que receberam anestésicos locais por via epidural). Conclui-se que um protocolo normalizado de monitorização e gestão, uma equipa de enfermagem experiente e uma cobertura fiável do Serviço de Dor Aguda são obrigatórios para a utilização segura de técnicas analgésicas modernas.

Laksamee Chanvej MD et al[13] (2004) efectuaram um estudo sobre A Chart Audit of Postoperative Pain Assessment and Documentation para descrever a documentação da avaliação e gestão da dor nas primeiras 72 horas de pós-operatório. Tratou-se de um estudo descritivo retrospetivo. Quatrocentos e vinte e cinco prontuários hospitalares em dezembro de 2002 foram auditados para revelar a qualidade da avaliação e documentação da dor pós-operatória. Os enfermeiros documentaram a avaliação da dor com mais frequência do que os médicos (98,8% vs. 29,4%). A avaliação da intensidade da dor através de uma escala de classificação numérica (0 a 10) foi encontrada em 192 (45,2%) fichas, e através de uma escala descritora da dor em 408 (96%) fichas. A documentação da dor antes e depois da administração de analgésicos foi escassa nos primeiros 3 dias de pós-operatório. Com exceção das fichas que utilizavam a técnica de analgesia controlada pelo doente (ACP), que tinham um formulário de registo específico, a avaliação regular da dor a cada 2 a 4 horas durante as primeiras 24 horas foi encontrada em apenas 2 (0,5%) fichas. Os itens de avaliação da dor que foram documentados de forma inconsistente e abaixo dos padrões aceites foram a avaliação da dor após a administração de analgésicos, a avaliação da dor de 2 em 2 horas nas primeiras 24 horas (dia 1) e a avaliação da dor posteriormente de 4 em 4 horas nas primeiras 24-72 horas (dias 2 e 3). Os outros 4 dos 7 itens da auditoria da dor foram documentados com pontuações mais elevadas: avaliação inicial da intensidade da dor e da sedação dos doentes, tratamento da dor, continuidade da avaliação da dor e pontuação do nome do avaliador da dor. No entanto, devido à baixa pontuação total da auditoria [média + DP = 10,7 +3 em 28], considerou-se que nenhuma das fichas revistas reflectia uma avaliação e documentação da dor de boa qualidade. O presente estudo revelou que as práticas existentes de avaliação e documentação da dor eram fracas. A necessidade de desenvolver uma avaliação regular da dor, uma vez que a dor é o quinto sinal vital, deve ser amplamente enfatizada como parte da garantia de qualidade.

A.E. Powell et al[14] (2003) realizaram um estudo com o objetivo de explorar até que ponto os serviços de dor aguda do Serviço Nacional de Saúde (NHS) foram criados de acordo com as orientações nacionais e de avaliar até que ponto os clínicos que lidam com a dor aguda consideram que estes serviços estão a cumprir o seu papel. Foi enviado um inquérito por questionário postal dirigido ao chefe do serviço de dor aguda a 403 hospitais do Serviço Nacional de Saúde, cada um com mais de 1000 procedimentos operatórios por ano. Foram recebidos questionários preenchidos de 81% (325) dos hospitais, dos quais 83% (270) tinham um serviço de dor aguda estabelecido. A maioria destes (86%) descreveu o seu serviço como sendo de segunda a sexta-feira, com um serviço reduzido noutras alturas; apenas 5% descreveram o seu serviço como cobrindo 24 horas, 7 dias por semana. Na maioria dos hospitais (68%), o anestesista de serviço era o único prestador de serviços fora de horas. Os serviços foram classificados pelos inquiridos como prósperos (30%), com dificuldades de gestão (52%) ou inexistentes (17%). Verificou-se um acordo generalizado (85%) sobre os princípios que devem estar na base dos serviços de cuidados intensivos e um acordo semelhante sobre a necessidade de melhores abordagens organizacionais (95%) em vez de novos tratamentos e técnicas de prestação (19%).

Concluída mais de uma década desde o relatório PainafterSurgery de 1990, a cobertura nacional de serviços abrangentes de dor aguda ainda está longe de ser alcançada. Apesar do amplo consenso sobre os problemas, as soluções concretas estão a revelar-se difíceis de implementar. Existe um forte apoio a uma resposta dupla: assegurar um maior compromisso político para com os serviços de dor e utilizar abordagens organizacionais para resolver os actuais défices.

P.S. Myles et al[15] (2000) efectuaram um estudo sobre a satisfação dos doentes após a anestesia como um resultado importante dos cuidados hospitalares. Analisaram a sua base de dados anestésicos para identificar factores potencialmente modificáveis associados à insatisfação. Na altura da análise, a sua base de dados continha informações sobre 10 811 doentes internados, entrevistados no primeiro dia após a operação. A principal medida de resultado subjetivo foi a satisfação do doente. Foram também medidos outros resultados pré-determinados, tais como náuseas, vómitos, dor e complicações. O nível geral de satisfação foi elevado (96,8%); 246 (2,3%) doentes estavam "algo insatisfeitos" e 97 (0,9%) estavam "insatisfeitos" com os seus cuidados anestésicos. Após ajustamento para factores do doente e cirúrgicos, verificou-se uma forte relação entre a insatisfação do doente e: (i) Consciência intra-operatória (odds ratio (OR) 54,9, intervalos de confiança de 95% (Cl) 15,7191); (ii) Dor pós-operatória moderada ou grave (OR 3,94, 95% Cl 3,16-4,91); (iii) Náuseas e vómitos graves (OR 4,09, 95% Cl 3,18-5,25); e (iv) Quaisquer outras complicações pós-operatórias (OR 2,04, 95% Cl 1,61-2,56). Neste estudo verificou-se que a satisfação dos doentes com a anestesia foi muito elevada e identificaram-se vários factores associados à insatisfação que podem ser evitados ou melhor tratados.

Simon KC Chan et al[16] (2008) realizaram um estudo sobre as atitudes e a perceção dos cirurgiões relativamente a um serviço de dor aguda. Dos 147 questionários, 104 (71%) foram devolvidos. A maioria (97%) concordou que o controlo eficaz da dor melhora a recuperação do doente e 88% acreditava que os anestesistas deviam estar envolvidos na gestão da dor pós-operatória. Globalmente, 85% dos inquiridos estavam satisfeitos com o serviço de dor aguda. No entanto, cerca de um terço deles queria manter um papel ativo na gestão da dor pós-operatória e apenas 54% consideravam que o serviço de dor aguda tem um impacto significativo nos resultados dos doentes. Para além disso, apenas 10% dos cirurgiões concordaram que os doentes que recebem intervenção do serviço de dor aguda teriam alta mais cedo. Os inquiridos também consideraram que, em comparação com a analgesia intravenosa controlada pelo doente, a analgesia epidural exigia mais cuidados de enfermagem e era menos rentável. As áreas do serviço de dor aguda que mereciam ser melhoradas incluíam: educação dos cirurgiões sobre a dor pós-operatória e a sua gestão (92%), comunicação (74%) e sistemas de referência (80%). Concluiu-se que a maioria dos cirurgiões estava satisfeita com o serviço de dor aguda e concordava que os anestesistas deviam estar envolvidos na gestão da dor pós-operatória. No entanto, uma percentagem queria manter um papel ativo na gestão da dor pós-operatória.

Antonio Vallano et al[17] (1999) realizaram um estudo sobre Gestão da dor pós-operatória em cirurgia abdominal em Espanha - estudo transversal descritivo da utilização de medicamentos em vários centros em 12 hospitais espanhóis, tendo sido incluídos 993 doentes. Os procedimentos cirúrgicos mais comuns foram a reparação de hérnias inguinais (315, 32%), 59% (587) receberam analgésicos não opiáceos, 9% (89) receberam analgésicos opiáceos e 27% (263) receberam analgésicos opiáceos e não opiáceos. Os fármacos mais frequentemente administrados foram o Metamizol (667) e a Petidina (213). 38% dos doentes classificaram a sua dor máxima no primeiro dia como grave a insuportável, a percentagem de doentes em cada centro que sofreram dores graves a insuportáveis variou entre 22 e 67%. Concluíram que muitos doentes continuam a sofrer dores fortes após a cirurgia abdominal e que tal parece dever-se a uma utilização inadequada de analgésicos.

Chi Wai Cheung et al[18] (2009) efectuaram um estudo sobre a auditoria da analgesia pós-operatória intravenosa controlada pelo doente com morfina. Os registos dos doentes recolhidos foram aqueles a quem foi prescrita PCA pós-operatória com morfina intravenosa entre 1 de janeiro de 2002 e 31 de dezembro de 2005. A bomba de PCA foi programada da seguinte forma. Cada bólus IV de morfina foi de 1 ou 1,5 mg, tendo em consideração a idade, o peso corporal e o estado de saúde, o intervalo de bloqueio foi de 5 minutos, os limites máximos de 1 hora foram de 0,1 mg por kg para doentes com menos de 65 anos e 0,075 mg por kg para doentes com 65 anos ou mais. Não foi administrada qualquer infusão basal de morfina, a incidência de depressão respiratória foi significativamente reduzida $p<0,001$, mas não se registou qualquer melhoria no alívio da dor. Uma proporção substancial de doentes continuou a sentir náuseas no pós-operatório (47%) e vómitos (18,5%), apesar da redução do consumo de morfina. A maioria dos doentes classificou a PCA como boa e apenas 0,3% ficaram insatisfeitos. Concluiu-se que a PCA se tornou mais popular para o controlo da dor pós-operatória, mas sem qualquer melhoria no alívio da dor ou redução dos efeitos secundários, a utilização da PCA isolada pode resultar numa analgesia pós-operatória de pior qualidade.

Komatsu et al (1998)[19] realizaram um estudo para avaliar a eficácia analgésica e os efeitos secundários da infusão simultânea na analgesia epidural controlada pelo doente (PCEA) após cirurgia abdominal superior. 40 pacientes submetidos a gastrectomia eletiva sob anestesia geral foram alocados em dois grupos neste estudo randomizado e duplo-cego: um recebeu um bolus incremental de 2,5 ml em solução de bupivacaína a 0,2% e 10 pg/ml de fentanil. E o outro recebeu a mesma dose em bolus mais uma infusão de 2,5 ml/h da mesma solução. O número de demandas foi menor ($P < 0,001$) no grupo PCEA mais infusão do que no grupo PCEA isolado durante as 48h de pós-operatório. As doses médias horárias de fentanil e bupivacaína foram maiores ($P < 0,0001$) no grupo PCEA mais infusão do que no grupo PCEA isolado. Os escores de dor da escala visual analógica ao tossir no grupo PCEA mais infusão foram menores do que no grupo PCEA isolado ($P < 0,05$). Houve uma maior incidência de prurido no grupo PCEA mais infusão ($P < 0,05$), mas não foram observados efeitos secundários graves em nenhum dos grupos. Eles concluíram que uma infusão de fundo em PCEA com uma mistura de fentanil e bupivacaína diminui a incidência de dor pós-operatória e reduz o grau de dor associada à tosse sem efeitos colaterais graves após a gastrectomia.

Nightingale JJ et al[20] (2007) realizaram um estudo para comparar a eficácia analgésica da infusão epidural de bupivacaína 0,125% e fentanil 4 pg/ml administrada por PCEA com uma infusão de fundo ou infusão epidural contínua (CEI) administrada por uma enfermeira após uma cirurgia intra-abdominal de grande porte. Neste ensaio clínico aleatório, em dupla ocultação, 205 doentes adultos submetidos a ressecção do cólon por laparotomia receberam PCEA ou CEI. As pontuações de dor foram registadas através de uma escala de classificação verbal de quatro pontos a 1, 2, 3, 4, 8, 12, 24, 48 e 72 horas após a cirurgia. A administração de suplementos epidurais e analgesia sistémica durante o mesmo período foi também registada, e foram preenchidos questionários de satisfação dos doentes. A área mediana sob a curva da dor em relação ao tempo foi significativamente menor no grupo PCEA (2 vs. 24, $P<0,001$), assim como a mediana dos escores sumários de dor ao movimento (0,67 vs.

1,33, P<0,001). Um número significativamente menor de doentes no grupo PCEA recebeu uma ou mais recargas epidurais (13 vs. 36%, P = 0,0002) ou quaisquer analgésicos sistémicos (41 vs. 63%, P = 0,0021). Os doentes do grupo PCEA tinham uma probabilidade significativamente maior de estarem muito satisfeitos do que os do grupo CEI (76 vs. 43%, P<0,0001). Os autores concluíram que a PCEA proporciona uma maior eficácia analgésica do que a CEI para a analgesia pós-operatória após uma cirurgia intra-abdominal de grande porte, diminui a necessidade de reforços epidurais ou de analgesia de resgate sistémica e diminui a necessidade de intervenção do médico ou do enfermeiro.

Salomaki TE et al[21] (1995) efectuaram um estudo com a hipótese de que, embora a concentração de bupivacaína (0,1%) fosse baixa para minimizar os seus efeitos adversos, se a taxa de infusão de uma solução de fentanilo/bupivacaína fosse ajustada de acordo com as necessidades, a presença de bupivacaína reduziria a necessidade de fentanilo epidural. Quarenta doentes foram aleatoriamente designados para receber fentanil (10 pg/ml) ou uma mistura de fentanil com bupivacaína (0,1%) por via epidural correspondente ao dermátomo da incisão cirúrgica, de forma duplamente cega, durante as primeiras 18 horas após uma cirurgia abdominal de grande porte. A infusão foi titulada para cada paciente até a taxa necessária para o alívio da dor durante a inspiração forçada (escore de dor < ou = 2, máximo 10). Foram registadas as pontuações de dor, as doses de fentanilo necessárias, as concentrações plasmáticas de fentanilo às 18 horas e a incidência e gravidade dos efeitos adversos. Os doentes relataram pontuações medianas de dor semelhantes e ficaram igualmente satisfeitos com o alívio da dor em ambos os grupos. A taxa média de infusão de fentanilo necessária no pós-operatório (57,7 +/- 19,5 pg/h) e as concentrações plasmáticas (0,84 +/- 0,36 ng/ml) no grupo do fentanilo foram comparáveis à taxa de infusão (54,4 +/- 19,2 pg/h) e às concentrações plasmáticas (0,86 +/- 0,36 ng/ml) no grupo do fentanilo/bupivacaína. As funções respiratória e cardiovascular foram preservadas e a incidência de náuseas, prurido e períodos de sonolência ou sono foram semelhantes nos dois grupos. Concluíram que, em baixas concentrações (0,1%), a bupivacaína não reduziu a dose titulada de fentanil epidural necessária para o alívio adequado da dor durante a inspiração forçada após cirurgia abdominal de grande porte. A incidência e a gravidade dos efeitos adversos também foram comparáveis, quer a infusão de baixa dose de bupivacaína fosse ou não utilizada.

Liu et al[22] (1998) investigaram a eficácia e a segurança da analgesia epidural controlada pelo paciente (PCEA) para analgesia pós-operatória em enfermarias hospitalares. A analgesia pós-operatória foi fornecida a 1030 doentes com PCEA utilizando bupivacaína a 0,05% e fentanil, 4 pg/ml, de forma padronizada. Os dados coletados incluíram escores verbais de dor em repouso e atividade (0-10); consumo de bupivacaína e fentanil; e incidência de prurido, náusea, sedação, hipotensão, bloqueio motor e depressão respiratória. O estudo incluiu 552 mulheres e 477 homens que receberam uma mediana de 3 dias de PCEA. Foram efectuados procedimentos cirúrgicos abdominais (454), ginecológicos (165), urológicos (126), vasculares (108), torácicos (90), ortopédicos (83) e plásticos (4). A mediana das pontuações de dor foi de 1 em repouso e 4 com atividade no dia 1 do pós-operatório. A incidência de efeitos secundários foi de 16,7% (prurido), 14,8% (náuseas), 13,2% (sedação), 6,8% (hipotensão), 2% (bloqueio motor) e 0,3% (depressão respiratória). As razões para a interrupção da PCEA foram electivas (82%), deslocação do cateter epidural (12%), anticoagulação (3%), infeção (1%), efeitos secundários (1%), analgesia inadequada (1%) e outros (< 1%).

Rockmann et al[23] (1997) efectuaram um estudo para avaliar a melhoria da qualidade da analgesia, a redução dos efeitos secundários e dos custos através da aplicação da epidural (PCEA) em comparação com a analgesia intravenosa controlada pelo doente (PCA) para alívio da dor pós-operatória. Participaram neste estudo prospetivo e aleatório 62 doentes submetidos a cirurgia abdominal superior. Os cateteres epidurais foram inseridos em T 8/9 (grupo PCEA). A analgesia pós-operatória consistiu em bupivacaína epidural 0,25% + sufentanil 2pg/ml. (Bolus 0,05 ml/kg, lockout 10 min) no grupo PCEA ou de morfina intravenosa (bolus 2 mg. lockout 10 min) no grupo PCA. Os seguintes parâmetros foram registados até à noite do 4° dia de pós-operatório: intensidade da dor em repouso (VASR, 1-10) e ao tossir (VASH, 1-10), pressão arterial, frequência cardíaca, análise de gases sanguíneos, capacidade de deambulação, prurido, náuseas/vómitos (NVPO), satisfação do doente (0-4), tempo e despesas com o tratamento da dor pós-operatória. Observou-se que a capacidade de deambulação, prurido, NVPO, hemodinâmica, paCb e paCCh eram comparáveis. Concluíram que a PCEA, em comparação com a PCA após cirurgia abdominal de grande porte, proporcionou analgesia superior com efeitos secundários comparáveis a custos aproximadamente 80% mais elevados.

Behera et al[24] (2008) efectuaram um estudo para comparar a analgesia intravenosa controlada pelo doente (PCA IV) e a analgesia epidural controlada pelo doente (PCEA) em termos de eficácia analgésica, função respiratória e efeitos secundários após cirurgia torácica durante 24 horas. Este foi um estudo prospetivo, randomizado e aberto no qual trinta pacientes ASA-I ou II submetidos a toracotomia foram designados aleatoriamente para receber PCIV com morfina ou PCEA com fentanil e combinação de bupivacaína no pós-operatório. Não foi administrada qualquer infusão de fundo em nenhum dos grupos. A avaliação pós-operatória incluiu a intensidade da dor em repouso e durante a tosse, o grau de sedação, a gasimetria arterial, a capacidade vital forçada (CVF), o pico de fluxo expiratório (PFE) e a presença de efeitos secundários, como náuseas/vómitos e prurido, aos 0, 2, 8, 12 e 24 horas. O objetivo primário do estudo foi a percentagem de doentes com falha de analgesia (definida como VAS>30 apesar de três bolus consecutivos de PCA que requerem analgesia de resgate com fentanil intravenoso). O número de doentes que necessitaram de analgesia de recurso foi significativamente menor no grupo PCEA (P<0,05). O alívio da dor foi melhor tanto em repouso como durante a tosse (P<0,05) no grupo PCEA em comparação com a PCIV. Os doentes do grupo PCEA ficaram menos sedados e tiveram menos incidências de efeitos secundários, ou seja, náuseas/vómitos e prurido. A CVF e a PEFR pós-operatórias foram significativamente reduzidas em comparação com a linha de base apenas no grupo PCIV (P<0,05). Após a cirurgia torácica, a PCEA com fentanil e bupivacaína, em comparação com a PCIV com morfina, proporcionou um melhor alívio da dor, tanto em repouso como durante a tosse, e esteve associada a menos efeitos secundários.

Grant R et al[25] (1992) efectuaram um estudo para comparar o fentanilo intravenoso PCA com o fentanilo PCEA após toracotomia. Trinta e quatro doentes submetidos a toracotomia foram incluídos num estudo aleatório, em dupla ocultação e controlado por placebo para comparar os efeitos do fentanilo epidural lombar controlado pelo doente (ACP-E) com o fentanilo intravenoso controlado pelo doente (ACP-IV) no que diz respeito às necessidades de fármaco, eficácia analgésica e função respiratória. Antes do encerramento do tórax, os doentes receberam fentanil 2pg/kg por via epidural ou intravenosa. Na sala de recobro, foram administradas doses adicionais de fentanilo epidural ou intravenoso, 50pg (dose em bolus), pelos doentes que controlavam duas bombas de PCA. As taxas de infusão de fentanil de fundo (0,75pg/kg/hr em ambos os grupos) foram aumentadas em 10 pg/hr cada vez que o doente administrava um bólus de fármaco e eram diminuídas em 10 pg/hr sempre que os resultados da escala visual analógica (EVA) da dor eram inferiores a 2 numa escala máxima de 10. Os doentes do grupo PCA-E (n = 14) necessitaram de menos fentanilo total do que os do grupo PCA-IV (n = 15) (1857 ± 693pgvs. 2573 ± 890pg, respetivamente, P inferior a 0,05). Não se registaram diferenças entre os grupos em termos de frequência respiratória, PaC02, pontuação da dor na EVA ou alterações na função pulmonar medidas pela CVF e VEF1. Os autores concluíram que era possível obter uma analgesia satisfatória controlada pelo doente com fentanilo epidural e i.v. após toracotomia, mas as necessidades de fentanilo eram menores quando administrado por via epidural. Isto apoia um local de ação direto da medula espinal para o fentanilo epidural lombar.

Cooper DW et al[26] (1982) compararam o fentanil epidural controlado pelo paciente (PCEF) e a morfina i.v. controlada pelo paciente (PCM) após cesariana, envolvendo 84 pacientes, num estudo aleatório e em dupla ocultação. Todas as pacientes receberam uma epidural e um dispositivo de analgesia i.v. controlada pelo paciente (PCA), um dos quais administrou solução salina normal. O grupo PCEF recebeu fentanil epidural 20 microgramas com um bloqueio de 10 minutos. O grupo

PCIM recebeu morfina i.v. 1 mg com um bloqueio de 5 minutos. O uso de PCA foi menor nos pacientes PCEF (P = 0,0007). A pontuação mais elevada de dor registada em repouso nos doentes com PCEF foi de 20 mm em comparação com 32 (14-52) mm nos doentes com PCIM (P = 0,02). A pontuação mais elevada de dor registada ao tossir foi de 31 (2141) mm com PCEF em comparação com 56 (30-71) mm para PCIM (P = 0,001). Registou-se menos náuseas (P - 0,02) e sonolência (P = 0,0003) com PCEF. Não houve diferença na incidência geral e na gravidade do prurido (P = 0,77). No entanto, o prurido começou mais cedo com PCEF. Assim, concluíram que, apesar de 80% dos doentes de cada grupo terem classificado a analgesia como boa, havia vantagens distintas na utilização de PCEF em comparação com PCIM.

Halpern S et al[27] (2004) realizaram um ensaio multicêntrico, aleatório e controlado, para determinar se a analgesia epidural controlada pelo paciente (PCEA) para o trabalho de parto afectava a incidência de cesarianas quando comparada com a analgesia opióide IV controlada pelo paciente (PCIA). Pacientes nulíparas saudáveis e de termo em 4 instituições canadianas foram aleatoriamente designadas para receber PCIA com fentanil (n = 118) ou PCEA com bupivacaína a 0,08% e fentanil 1,6 pg/mL (n = 124). Não houve diferença na incidência de parto cesáreo - 10,2% versus 9,7% - ou parto vaginal instrumental - 21,2% versus 29% - entre os grupos. A duração da segunda fase do trabalho de parto aumentou no grupo PCEA numa mediana de 23 minutos (P = 0,02). Cinquenta e uma pacientes (43%) no grupo PCIA receberam analgesia epidural: 39 (33%) devido a alívio inadequado da dor e 12 (10%) para facilitar o parto operatório. As pacientes do grupo AIPC necessitaram de mais terapia antiemética (17% versus 6,4%; P = 0,01) e tiveram mais sedação (39% versus 5%: P < 0,001). Os escores médios maternos de dor e satisfação com a analgesia foram melhores no grupo PCEA (P < 0,001 e P = 0,02, respetivamente). Mais neonatos no grupo PCIA necessitaram de reanimação ativa (52% versus 31%; P = 0,001) e Naloxona (17% versus 3%; P < 0,001). Com estas observações, concluíram que a PCEA não resultou num aumento da incidência de intervenção obstétrica em comparação com a PCIA. A PCEA proporcionou analgesia superior e menos sedação materna e neonatal em comparação com a PCIA.

Jayr C et al[28] (1978) realizaram um estudo prospetivo, aleatório e em dupla ocultação para comparar o impacto da bupivacaína epidural e dos opiáceos versus opiáceos parenterais nas complicações respiratórias em doentes submetidos a cirurgia abdominal de grande porte. Cento e cinquenta e três doentes submetidos a cirurgia abdominal por cancro foram distribuídos aleatoriamente para receber anestesia geral com fentanil intravenoso e analgesia pós-operatória com morfina subcutânea (grupo SC) ou anestesia geral combinada com bupivacaína epidural e bupivacaína epidural com morfina para alívio da dor pós-operatória (grupo EP). A analgesia foi testada através de uma escala visual analógica de dor. As complicações pulmonares foram avaliadas de acordo com as complicações clínicas, radiografias de tórax, gasometria arterial e testes de função pulmonar. A avaliação foi efectuada no dia anterior à operação e nos primeiros 5 dias de pós-operatório. O alívio da dor foi significativamente melhor no grupo EP do que no grupo SC (P < 0,05), especialmente durante a recuperação e no terceiro e segundo dias de pós-operatório. No grupo EP, a capacidade vital diminuiu menos no 1º dia de pós-operatório (P < 0,05) e a tensão arterial de oxigénio foi maior na sala de recobro (P < 0,05). Entretanto, não houve diferença estatisticamente significante entre os grupos SC e EP na incidência de complicações pulmonares clínicas (31% e 27%, respetivamente) e anormalidades radiográficas do tórax. O VEF e o CV diminuíram após a cirurgia em ambos os grupos, mas essa diminuição foi significativamente menos pronunciada no grupo EP do que no grupo SC. Os autores concluíram que a analgesia epidural com uma combinação de anestésico local e opióide melhorou significativamente o conforto do doente, diminuiu o grau de declínio da Pao2 na sala de recobro e registou uma diminuição significativa do grau de redução da CV no primeiro dia de pós-operatório, mas não observaram qualquer efeito significativo na incidência de complicações respiratórias pós-operatórias tardias. Este estudo também mostrou que a analgesia epidural não oferecia nenhuma vantagem sobre a analgesia parenteral após 48 horas.

Von Ungern-Sternberg et al[29] (2005) investigaram o efeito da analgesia epidural torácica e da analgesia convencional à base de opiáceos nos volumes pulmonares perioperatórios medidos por espirometria em doentes obesos. Oitenta e quatro pacientes submetidas a laparotomia na linha média para procedimentos ginecológicos completaram o estudo com sucesso. Efectuaram espirometria para medir a capacidade vital (CV), a capacidade vital forçada, o pico de fluxo expiratório, o fluxo médio expiratório e o volume expiratório forçado em 1 segundo na avaliação pré-operatória, 30-60 min após a pré-medicação e 20 min, 1 h, 3 h e 6 h após a extubação. A maior redução no VC ocorreu diretamente após a extubação, mas foi menor no grupo EDA do que no grupo opióide: média de-23% (± 8) versus- 30% i± 12) (P<0,001). A recuperação dos valores espirométricos foi significativamente mais rápida nos doentes que receberam AED, particularmente nos doentes obesos. Em todos os doentes, a gravidade da redução do volume pulmonar pós-operatório medida pela espirometria foi reduzida pela presença de AED e a recuperação pós-operatória dos volumes pulmonares foi significativamente mais rápida. Assim, concluíram que o uso de AED deve ser considerado para pacientes obesos submetidos a laparotomia na linha média.

Lauren et al[30] (1998) efectuaram um estudo para avaliar a utilidade da EVA no período pós-operatório imediato. Este estudo foi efectuado devido a resultados confusos de estudos clínicos que avaliaram a eficácia de regimes analgésicos pós-operatórios, que poderiam ser explicados, no caso da dor, por problemas intrínsecos à utilização da EVA em indivíduos no pós-operatório. Concluíram que qualquer pontuação única da EVA no período pós-operatório imediato deve ser considerada como tendo uma imprecisão de ± 20 mm. Este estudo concluiu que a escala visual analógica se correlacionava bem com uma escala verbal de 11 pontos, mas que qualquer determinação individual tinha uma imprecisão de ± 20 mm.

Mankikian et al[31] (1993) estudaram os efeitos do bloqueio extradural torácico sobre a atividade eléctrica e a contratilidade do diafragma após uma cirurgia abdominal superior. Este estudo demonstrou que o bloqueio extradural torácico produz um aumento da atividade diafragmática, idêntico para os dois segmentos do músculo. A interrupção direta das aferências que produzem um efeito inibitório na atividade diafragmática foi a hipótese para explicar as consequências do bloqueio extradural torácico após cirurgia abdominal alta. Outros efeitos igualmente importantes para a melhoria do aporte diafragmático foram o relaxamento do tónus muscular abdominal por diferenciação dos proprioceptores abdominais, o que diminuiu a carga colocada sobre o diafragma, levando a uma redução das aferências inibitórias frenofrénicas.

# 5. RESULTADOS

Duzentos e oitenta e nove pacientes consecutivos que foram submetidos a laparotomia electiva por várias condições abdominais durante três anos no departamento de cirurgia foram incluídos neste estudo observacional prospetivo. Os que foram submetidos a laparotomia de emergência não foram incluídos neste estudo.

Dos 289 casos de laparotomia electiva, os procedimentos cirúrgicos mais comuns foram a cirurgia gástrica 50,87% (147/289), a cirurgia hepato-pancreático-biliar e esplénica 19,72% (57/289), a ressecção intestinal 19,38% (56/289) e 10,03% (29/289), em que se verificou que a exploração tinha metástases extensas, pelo que apenas foi efectuada a laparotomia e o encerramento.

## DEMOGRÁFICOS:

Dos 289 doentes, 193 eram homens e 96 eram mulheres. O rácio de homens e mulheres neste estudo foi de 2,01:1 [Figura 1&Tabela-1]. A idade média dos doentes observados foi de 49+13,94 anos. A maioria dos nossos doentes tinha entre 41 e 50 anos (n=91). Havia 11 doentes com menos de 20 anos (intervalo 13-20) e 55 doentes com mais de 60 anos (intervalo 61-80) [Figura 2&Tabela 2].

As principais indicações para cirurgia neste estudo foram o carcinoma do estômago (n=93), o carcinoma do reto (n=33) e as doenças hepato-pancreático-biliares e esplénicas (n=57) [Figura 3].

Na maioria dos doentes, a laparotomia foi efectuada por incisão na linha média, incisão na linha média superior em 66,09% (191/289) doentes, incisão na linha média inferior em 22,15% (64/289) doentes, incisão subcostal direita e esquerda em 10,38% (30/289) doentes. A incisão para-mediana direita foi a menos comum e foi utilizada em apenas 1,38% (4/289) dos doentes [Figura 4].

Na incisão na linha média superior, foram utilizados 9 grupos de analgesia. Neste estudo, os grupos de analgesia epidural e de combinação de morfina e cetorolac proporcionaram um alívio eficaz da dor (pontuação mediana na EVA de 1, 2, 1 às 6, 12 e 24 horas), elevados índices de satisfação (pontuação mediana de 3), causam menos sedação (pontuação mediana de 1) e observaram-se menos efeitos secundários nos grupos de incisão na linha média superior.Entre os doentes com incisão na linha média superior, os que receberam analgesia epidural e uma combinação de morfina e cetorolac experimentaram um alívio eficaz da dor, uma elevada satisfação, menos sedação e menos efeitos secundários [Tabela 3]. Na incisão na linha média inferior, foram utilizados 8 grupos de analgesia. Neste grupo, a combinação de morfina e tramadol proporcionou um alívio eficaz da dor (pontuação mediana na EVA de 1, 1, 1 às 6, 12 e 24 horas), elevados índices de satisfação (pontuação mediana de 3), menos sedação (pontuação mediana de 1) e menos efeitos secundários.Nos doentes com incisão na linha média inferior, os que receberam uma combinação de morfina e tramadol tiveram um alívio eficaz da dor, elevada satisfação, menos sedação e menos efeitos secundários [Tabela 4]. Os restantes 34 doentes em que foram utilizadas outras incisões que não a linha média não puderam ser analisados devido ao menor tamanho da amostra. Os doentes do grupo com outro tipo de incisão não estavam distribuídos de forma equitativa, pelo que não foi possível determinar qual o tipo de analgesia que proporcionava baixos valores de dor, elevada satisfação, menos sedação e menos efeitos secundários [Quadros 5, 6 e 7].

No pós-operatório, todos os doentes foram monitorizados na Unidade de Cuidados Intensivos Cirúrgicos, tendo sido registados para cada doente o tipo de cirurgia, o tipo de anestesia e os fármacos analgésicos intra-operatórios utilizados. Foram registados os fármacos utilizados, a sua dosagem e as vias de administração para analgesia pós-operatória.

No pós-operatório, foram utilizadas diferentes modalidades de analgesia. A analgesia mais utilizada no nosso estudo foi a morfina intramuscular com cetorolac 99(34,25%), seguida de morfina intramuscular ou tramadol 43(14,87%), o cateter epidural foi colocado em 79(27,6%) doentes, 21(7,27%) doentes receberam morfina intramuscular e 6(2,08%) doentes receberam cetorolac intramuscular [Figura5].

A analgesia pós-operatória foi administrada através de várias vias de administração, a maioria dos nossos doentes (n=342) recebeu injeção intra-muscular, 50 doentes receberam morfina IV e 79 doentes receberam analgesia através de cateter epidural.A PCEA e a PCA IV foram os modos exclusivos de analgesia em 24 (24/289; 8,3%) e 40 (40/289; 13,84%) doentes, respetivamente. Neste estudo, foram frequentemente administradas combinações de opiáceos e não opiáceos, sendo a morfina o opiáceo mais utilizado neste estudo [Tabela 8].

As pontuações da EVA foram registadas 6, 12 e 24 horas após a cirurgia, a gravidade da dor pós-operatória foi avaliada pela escala numérica verbal da dor. As pontuações medianas da EVA foram elevadas nos doentes que receberam cetorolac isolado (a pontuação foi de 5, 4, 5 às 6, 12 e 24 horas) ou morfina isolada (a pontuação foi de 2, 4, 4 às 6, 12 e 24 horas).24 horas), os doentes que receberam uma combinação de cetorolac e morfina tiveram pontuações baixas na EVA (1, 2, 1 às 6, 12 e 24 horas), foram observadas pontuações intermédias na combinação dos grupos epidural e cetorolac (1, 2, 2 às 6, 12 e 24 horas) [Figura 6 e Tabela 9].

A pontuação de satisfação no pós-operatório foi registada com uma escala numérica de 4 pontos. Verificou-se uma pontuação de satisfação elevada nos doentes que receberam AINEs e opiáceos (pontuação mediana de 3), a pontuação de satisfação foi baixa nos doentes que receberam morfina intramuscular ou cetorolac isoladamente (pontuação mediana de 2) - [Figura-7 e Tabela-10].

A pontuação da sedação foi registada no pós-operatório com uma escala numérica de 4 pontos (figura 8). A pontuação da sedação foi observada no grupo de morfina IV-PCA elevada e no grupo de morfina com tramadol (pontuação mediana 2) [Tabela 11].

No período pós-operatório inicial, muitos doentes tiveram náuseas e vómitos, que responderam ao tratamento antiemético, e cinco doentes tiveram prurido após o grupo de morfina IV PCA, que respondeu ao maleato de clorfenaramina.

Neste estudo foi observada hipotensão em 2 doentes, um doente recebeu morfina epidural e o outro recebeu PCEA-Fentanil com bupivacaína, ambos os doentes responderam à administração de fluidos IV, nenhum dos doentes que recebeu morfina (IV, IM e epidural) desenvolveu depressão respiratória, neste estudo não foi conhecida a incidência real de retenção urinária, uma vez que a maioria dos nossos doentes foi cateterizada.

# 6. DISCUSSÃO

O controlo da dor é uma componente essencial dos cuidados pós-operatórios. A dor é frequentemente designada como o quinto sinal vital. Está bem documentado que a dor inadequadamente aliviada é prejudicial e pode levar a uma série de complicações no período pós-operatório.

A importância do alívio da dor é reconhecida, mas verifica-se que, na maioria das vezes, o controlo da dor é inadequado. Este estudo foi realizado para recolher informações de base sobre a analgesia pós-operatória, para detetar deficiências na gestão atual da dor, de modo a que a gestão da dor após operações abdominais possa ser melhorada.

Este estudo incluiu 289 doentes consecutivos que foram submetidos a laparotomia electiva devido a várias patologias abdominais. Entre os 289 pacientes, o procedimento mais comum neste estudo foi a cirurgia gástrica, observada em 147 pacientes. Num estudo de Antonio Vallano et al, o procedimento cirúrgico mais comum foi a reparação de hérnia inguinal (315 doentes, 32%)[32].

A cirurgia abdominal pode ser efectuada através de vários tipos de incisões. Entre os 289 doentes submetidos a cirurgia abdominal, a incisão na linha média superior foi utilizada em 191 doentes, a incisão na linha média inferior foi utilizada em 64 doentes, a incisão subcostal direita foi utilizada em 17 doentes, a incisão subcostal esquerda foi utilizada em 13 doentes e a incisão paramediana direita foi utilizada em 4 doentes. Armstrong et al[33] no seu estudo observaram que a incisão na linha média superior é mais dolorosa do que uma incisão transversal para a cirurgia da vesícula biliar. Brown SR et al[34] no seu estudo observaram que uma incisão transversal parece afetar menos a função pulmonar do que uma incisão na linha média, embora tal não pareça aumentar a probabilidade de complicações pulmonares ou outros parâmetros de recuperação. A taxa de deiscência da ferida e de hérnia incisional parece ser menor com uma incisão transversal. Existem demasiadas variáveis para se ter a certeza de que a incisão transversal é menos dolorosa e todos os outros parâmetros de resultados não parecem ser diferentes. No presente estudo, a incisão transversal foi utilizada em 30 doentes. Os dados actuais não revelam qualquer diferença significativa entre os grupos da linha média superior e da incisão transversal nas pontuações medianas da EVA, na satisfação e na sedação.

As incisões no abdómen inferior estão associadas a menos dor do que as incisões no abdómen superior. Estão também associadas a menos perturbações respiratórias em comparação com as incisões abdominais superiores. Mimica et al.[35] verificaram que as incisões abdominais inferiores apresentavam valores significativamente mais baixos de dor na EVA e menor utilização de opiáceos. No presente estudo, a incisão da linha média superior foi utilizada em 191 doentes e a incisão da linha média inferior foi utilizada em 64 doentes. Verificou-se uma diferença significativa entre os grupos de incisão da linha média superior e da linha média inferior nas pontuações medianas da EVA, nas pontuações de satisfação e nas pontuações de sedação. Neste estudo, os grupos da epidural e da combinação de morfina e cetorolac proporcionaram um alívio eficaz da dor (pontuação mediana na EVA de 1, 2, 1 às 6, 12 e 24 horas), pontuações de satisfação elevadas (pontuação mediana de 3), causam menos sedação (pontuação mediana de 1) e observaram-se menos efeitos secundários nos grupos da incisão na linha média superior. Na incisão na linha média inferior, foram utilizados 8 grupos de analgesia; neste grupo, a combinação de morfina e tramadol proporcionou um alívio eficaz da dor (pontuação mediana na EVA de 1, 1, 1 às 6, 12 e 24 horas), pontuações de satisfação elevadas (pontuação mediana de 3), causa menos sedação (pontuação mediana de 1) e foram observados menos efeitos secundários. Os doentes do grupo do outro tipo de incisão não estavam distribuídos de forma igual, pelo que não foi possível determinar qual o tipo de analgesia que proporcionava baixos valores de dor, elevada satisfação, menos sedação e menos efeitos secundários.

Estão disponíveis diferentes métodos de analgesia para o alívio da dor no período pós-operatório. Neste estudo, os doentes receberam várias modalidades de alívio da dor, como agentes opiáceos, não opiáceos e anestésicos locais, o que é comparável a outro estudo realizado por Laksamee Canvej et al[13] . Todos os doentes receberam analgesia através de várias vias de administração, como IV, IM, PCA epidural e PCEA. A via de administração mais simples é a oral, mas os medicamentos orais não são fornecidos após operações gastrointestinais. O uso de AINEs também está associado a complicações como úlcera péptica e hemorragia, inibição da agregação plaquetária, broncoespasmo, insuficiência renal e alergia. Neste estudo, 141 doentes receberam AINEs (IM-cetorolac) e ninguém teve complicações relacionadas com AINEs, o que foi semelhante a um estudo anterior realizado por S.L. Tsui et al[12] . Os opiáceos são agentes analgésicos potentes e são utilizados com frequência. Estão associados a depressão respiratória, sedação, obstipação (íleo prolongado) e prurido. Os analgésicos opióides foram os fármacos mais utilizados neste estudo e foram geralmente administrados por via intramuscular. Os AINEs e os opióides podem ser administrados de forma alternada para reduzir o consumo de opióides e os seus efeitos secundários. Neste estudo, a combinação de opióides e AINEs foi preferida para o alívio da dor pós-operatória. . Num estudo semelhante realizado por Antonio Vallano et al[17] em Espanha, os analgésicos não opióides foram os fármacos preferidos para o tratamento da dor pós-operatória. A maioria dos nossos doentes neste estudo recebeu analgesia por via intramuscular (342). A analgesia mais utilizada neste estudo foi a morfina intramuscular e o cetorolac (34,3 % dos doentes). Neste estudo, verificou-se que os narcóticos eram administrados principalmente a pedido, mesmo quando era prescrito que fossem administrados a intervalos regulares. Um estudo anterior deste instituto, conduzido por Sri Vengatesh[36] , demonstrou que a morfina por PCA é um método seguro e eficaz de gestão da dor, sendo superior aos opiáceos parenterais convencionais para analgesia pós-operatória em doentes submetidos a operações abdominais e que a PCA reduz a carga de trabalho dos enfermeiros e proporciona um melhor alívio da dor ao doente.

A analgesia epidural tem o benefício de reduzir a resposta ao stress através do bloqueio do estímulo neural aferente após a cirurgia. A analgesia epidural pode ser administrada em doses fixas ou intermitentes, a pedido, por PCA, mas este método, sendo invasivo, está associado a alguns riscos. No entanto, a analgesia epidural demonstrou estar associada a um retorno precoce do peristaltismo em comparação com os narcóticos. A revisão da Cochrane demonstrou que a analgesia epidural é superior à PCA intravenosa com narcóticos e que a analgesia epidural também pode levar a uma redução significativa da morbilidade pulmonar e cardíaca. Tomoko Yurusu et al[37] no seu estudo observaram que a anestesia epidural durante a cirurgia abdominal superior proporciona uma melhor analgesia pós-operatória. No presente estudo, 27,6% dos pacientes receberam analgesia epidural através de cateter epidural. No entanto, neste estudo, nenhum doente teve complicações relacionadas com o cateter epidural, como falha técnica, abcesso, deslocação do cateter e meningite. Alguns outros estudos semelhantes mostraram complicações como falha e hipotensão observadas por Simon KC chan[16] , Mads U et al[5] . No presente estudo, observou-se hipotensão em dois doentes após analgesia epidural, que responderam à administração de fluidos intravenosos.

A avaliação da dor após a cirurgia é complexa. É geralmente aceite que a escala visual analógica é mais sensível e mais precisa na representação da intensidade da dor do que qualquer outra escala de dor de dimensão única. No entanto, as escalas de classificação verbal (ligeira, moderada, grave) são amplamente utilizadas clinicamente e têm a vantagem de refletir parte da natureza multidimensional da dor. Há provas de que as escalas visuais e verbais estão moderadamente bem correlacionadas. Outras escalas de dor, como o questionário de dor de Magills, são raramente utilizadas para a dor aguda pós-operatória. No presente estudo, o alívio da dor foi avaliado com a pontuação VAS em intervalos regulares como 6, 12 e 24 horas de pós-operatório. Um estudo semelhante conduzido por S.J. Dolin et al[41] a documentação da dor, tanto antes como depois da administração de analgesia, foi escassa durante os primeiros 3 dias de pós-operatório. No presente estudo, as pontuações medianas da EVA foram elevadas nos doentes que receberam cetorolac isoladamente (a pontuação foi de 5, 4, 5 às 6, 12 e 24 horas) ou morfina isoladamente (a pontuação foi de 2, 4, 4 às 6, 12 e 24 horas); os doentes que receberam uma combinação de morfina e cetorolac apresentaram pontuações EVA baixas (a pontuação foi de 1, 2, 1 às 6, 12 e 24 horas).

O presente estudo mostra que uma proporção significativa de doentes sofreu dores fortes durante o período pós-operatório imediato após uma cirurgia abdominal, apesar de estarem disponíveis fármacos analgésicos eficazes. Neste estudo, 28 doentes (9,65%) sofreram dor intensa (pontuação EVA-5), mas a incidência global de dor intensa no pós-operatório referida na literatura é de 11%[41] .

A satisfação é complexa e provavelmente tem contributos de muitos aspectos dos cuidados pós-operatórios, incluindo a eficácia da analgesia e a perceção da segurança da técnica analgésica e dos efeitos secundários do tratamento. Embora vários estudos efectuados por P.S.Myles[15] , S.J Dolin[38] tenham avaliado a satisfação dos doentes e medido a intensidade da dor pós-operatória, a satisfação dos doentes continua a ser elevada mesmo na presença de dor moderada a grave, sendo as razões para tal complexas. No presente estudo, verificou-se que a pontuação de satisfação era elevada nos grupos de combinação de opiáceos e AINE (a pontuação mediana foi de 3).

O escore de sedação foi alto no grupo de morfina IV PCA (o escore mediano foi 2), o que é comparável a estudos semelhantes de nosso instituto na comparação da eficácia de PCEA com PCA após cirurgia abdominal realizada no ano de 2006-2009, o escore de sedação relatado foi significativamente alto $P < 0,05$ no grupo de morfina IV PCA.

A PCEA, embora eficaz, é invasiva e está associada a alguns riscos. No entanto, os pacientes que receberam EA tiveram um retorno mais precoce do peristaltismo em comparação com os narcóticos. De acordo com uma revisão da Cochrane, a analgesia epidural é superior à PCA IV com narcóticos.[12]

Além disso, a AE pode levar a uma redução significativa da morbidade pulmonar e cardíaca. Descobriu-se que a anestesia epidural para cirurgia abdominal superior proporciona melhor analgesia pós-operatória.[13] Dos 27,6% dos pacientes que receberam AE, foi observada hipotensão que respondeu a fluidos intravenosos em dois pacientes. Nenhum deles teve complicações relacionadas com o cateter epidural, como falha técnica, abcesso, deslocação do cateter e meningite. Alguns autores observaram falha da EA e hipotensão.[13,14]

No presente estudo, muitos doentes sofreram náuseas e vómitos durante o período pós-operatório imediato. Tsui et al e Werner et al referiram que as NVPO são mais frequentes em doentes que recebem opiáceos.[2,12] Muitos (55/289; 19,03%) dos pacientes tiveram NVPO. Observaram-se NVPO em ambos os grupos, opiáceos e não opiáceos. A NVPO não depende apenas do uso de opióides, mas também está relacionada com o tipo de cirurgia e anestesia. A incidência geral de dor pós-operatória grave, relatada na literatura, é de 11%.15. Observou-se que 9,65% dos nossos doentes sofreram dor intensa (EVA >5) durante o período pós-operatório imediato, apesar da analgesia eficaz. Estudos anteriores semelhantes S.L.Tsui[12] , Mads U et al[5] relataram mais náuseas e vómitos nos grupos de opióides, mas neste estudo observaram-se NVPO tanto nos grupos de opióides como nos de não opióides. A NVPO não depende apenas do uso de opióides, mas também está relacionada com o tipo de cirurgia e anestesia. A NVPO respondeu ao tratamento antiemético.

A complicação mais grave da administração de opiáceos é a depressão respiratória. A incidência relatada varia de 0,07 a 1,2%[12]. A frequência respiratória < 8 por minuto e $SpO_2$ < 90% por mais de um minuto é chamada de depressão respiratória. Neste estudo, a maioria dos pacientes recebeu analgésicos opióides, mas nenhum deles apresentou depressão respiratória.

No presente estudo, cinco pacientes apresentaram prurido no grupo da morfina por PCA IV, que respondeu ao maleato de clorfenarmina. No estudo de comparação entre a PCA IV e a PCEA efectuado no nosso instituto, no ano de 2006, registou-se mais prurido no grupo da morfina PCA IV, o que foi semelhante aos nossos estudos.

Em estudos anteriores semelhantes[16,42], foi observada hipotensão nos grupos de analgesia epidural. Neste estudo, a hipotensão foi observada em dois pacientes - um paciente recebeu morfina epidural e o outro recebeu fentanil epidural com bupivacaína. Nesses dois pacientes, a hipotensão respondeu ao tratamento com fluidos intravenosos.

A cirurgia, a anestesia e a analgesia pós-operatória são factores que contribuem para a retenção urinária pós-operatória, que conduz a infecções do trato urinário. A incidência de retenção urinária foi de 5% e 9% observada por Warner et al[2] mas, neste estudo, a maioria dos nossos doentes estava cateterizada, pelo que a incidência real de retenção urinária não era conhecida.

A utilização de analgésicos foi inadequada numa proporção substancial de doentes porque, se tivessem sido prescritos com um intervalo regular pré-determinado, eram frequentemente administrados para tratar a dor estabelecida e não para prevenir o seu aparecimento, e as suas dosagens eram frequentemente inadequadas.

O alívio da dor é importante, tal como a segurança e o conforto do doente. Consideramos que, com protocolos claros para cada técnica analgésica e monitorização multimodal, é possível prestar um serviço de dor aguda eficaz e seguro. S.A. Coleman et al[39] no seu estudo observaram a eficácia da analgesia controlada pelo doente e da analgesia por infusão epidural no tratamento da dor pós-operatória. A sua experiência indica que, numa unidade de grandes dimensões, onde não exista um serviço de anestesia obstétrica, uma enfermeira especialista em dor melhora consideravelmente a utilização segura e eficaz dos métodos analgésicos.

Antonio Vallano et al[17] no seu estudo observaram uma melhoria do alívio da dor pós-operatória, após a introdução de uma equipa multidisciplinar num hospital geral, utilizando técnicas simples e instruções simples. Foi também proposta uma auditoria de rotina à qualidade dos cuidados prestados aos doentes. A determinação da prevalência e da gravidade da dor pós-operatória é um contributo para a avaliação dos cuidados de saúde em meio hospitalar. Constitui uma referência para a avaliação futura de medidas de intervenção destinadas a melhorar a gestão da dor pós-operatória. Laksamee Chanvej et al[13] no seu estudo observaram que os enfermeiros podem ter conhecimentos inadequados sobre a dor, a avaliação e a documentação da dor, em particular, e não têm orientação para a avaliação e documentação (ou seja, falta de formulários de registo da dor, protocolo). Devem ser desenvolvidas tentativas para iniciar mudanças a nível dos enfermeiros e dos contextos clínicos, a fim de ultrapassar estes problemas, uma vez que a dor

A gestão da dor não pode ser efectuada de forma eficaz sem uma avaliação e documentação eficazes da dor.

As deficiências observadas no presente estudo relativamente à gestão da dor foram o facto de cinco por cento (5%) dos doentes não terem recebido analgesia de acordo com as ordens do médico e também o facto de a avaliação da dor não ter sido registada em todos os casos antes de os analgésicos serem administrados aos doentes. Uma auditoria cuidadosa da eficácia e das complicações pode fornecer informações valiosas que podem ser utilizadas para melhorar os serviços de dor pós-operatória. O presente estudo mostra que os grupos da epidural e da combinação de AINEs e opiáceos proporcionaram um alívio eficaz da dor (a pontuação mediana na EVA foi de 1, 2 e 1 às 6, 12 e 24 horas), uma elevada taxa de satisfação (a pontuação mediana foi de 3), menos sedação (a pontuação mediana foi de 1) e menos efeitos secundários.

A limitação deste estudo foi o facto de se tratar de um estudo aberto com potenciais vieses dos doentes e dos investigadores. Este estudo também não pôde avaliar o custo versus benefício de uma técnica em relação à outra, o que é uma consideração importante na prática. A inclusão de doentes com idades compreendidas entre os 13 e os 18 anos na população do estudo constitui uma limitação, uma vez que o tipo de técnicas analgésicas pode ser diferente do da população adulta.

## CONCLUSÃO

Uma combinação de AINEs e opiáceos proporciona um alívio eficaz da dor, elevada satisfação e menor sedação com menos efeitos secundários após cirurgias abdominais electivas. Utilizando estes dados de base, a eficácia de intervenções como a avaliação e documentação de rotina da dor, o papel dos protocolos de analgesia padrão e a educação dos residentes e do pessoal de enfermagem que gerem os doentes no pós-operatório podem contribuir muito para melhorar a qualidade e a segurança do alívio da dor pós-operatória.

Financiamento: Sem fontes de financiamento
Conflito de interesses: Nenhum declarado
Aprovação ética: O estudo foi aprovado pelo comité de ética institucional

# 7. RESUMO:

Este é um estudo prospetivo de 289 pacientes consecutivos que foram submetidos a laparotomia eletiva por várias condições abdominais numa única instituição. A idade média dos pacientes foi de 49 anos e o desvio padrão foi de 13,94. Dos 289 pacientes, 193 eram do sexo masculino e 96 do sexo feminino. A proporção de homens e mulheres foi de 2,01:1.

Foram 289 pacientes submetidos a laparotomia eletiva durante o período de 22 meses em nosso instituto. Após a cirurgia, todos os doentes foram transferidos para a UCI para monitorização contínua. Para cada doente, foram registados o tipo de cirurgia, o tipo de anestesia, informações sobre os fármacos analgésicos utilizados, a sua dose, a via de administração, o esquema posológico e as doses prescritas e administradas nas primeiras 24 horas após a cirurgia abdominal.

No pós-operatório, foram utilizadas várias modalidades de analgesia. Os analgésicos opióides foram os fármacos mais utilizados neste estudo e foram geralmente administrados por via intramuscular. A pontuação da dor foi registada no pós-operatório às 6, 12 e 24 horas; a pontuação foi baixa nos grupos de opiáceos com AINEs (a pontuação mediana na EVA foi de 2 às 6, 12 e 24 horas); a pontuação da satisfação foi registada após 24 horas; a pontuação foi elevada nos grupos de opiáceos com AINEs (pontuação mediana de 3); a pontuação da sedação foi elevada no grupo de morfina IV-PCA e no grupo de morfina com tramadol (pontuação mediana de 2). No presente estudo, muitos doentes sofreram náuseas e vómitos, que foram respondidos com tratamento antiemético.

Neste estudo, observou-se hipotensão em dois doentes: um doente recebeu morfina epidural e o outro recebeu fentanilo epidural com bupivacaína, o que foi resolvido com a administração de fluidos por via intravenosa. Dos 289 pacientes, 5 pacientes apresentaram prurido no grupo da morfina IV PCA, que respondeu ao maleato de clorfenaramina.

Em conclusão, os AINEs com grupos de OOPIOID proporcionam um alívio eficaz da dor (a mediana da pontuação VAS foi de 2 às 6, 12 e 24 horas), uma elevada pontuação de satisfação (a mediana da pontuação foi de 3), causam menos sedação (a mediana da pontuação foi de 1) e têm menos efeitos secundários.

# 8. RESULTADOS

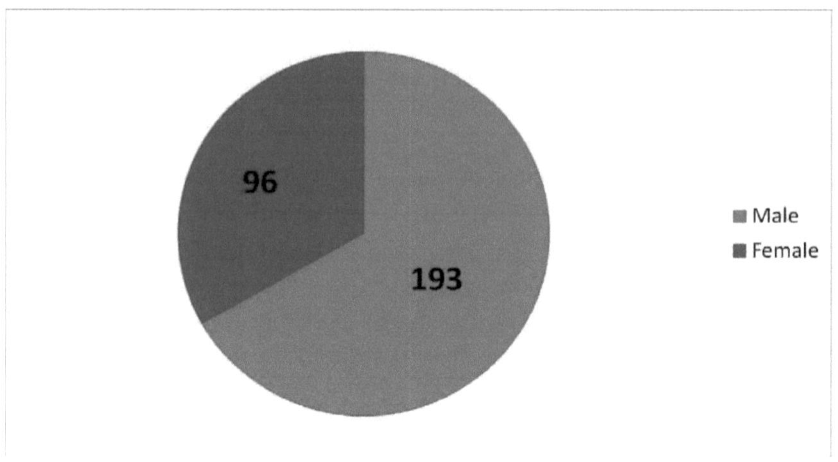


Rácio homens:mulheres=2,01:1

**Figura 1: Gráfico de pizza indicando a distribuição por género**

| Sex | Group | 1 | 2 | 3 | 4 | 5 | 6 | 7 | 8 | 9 | Total |
|---|---|---|---|---|---|---|---|---|---|---|---|
| | | Epi – Morphine | Epi – Mor + Ketorolac IM | Epi – Mor + Morphine IM | Ketorolac IM | Morphine IM + Ketorolac IM | Morphine IM | Mor – IM + Tramadol IM | PCA IV Morphine | PCEA | |
| Male | No.% | 10 (5.2%) | 20 (10.4%) | 3 (1.6%) | 5 (2.6%) | 65 (33.7%) | 11 (5.7%) | 30 (15%) | 32 (16%) | 17 (8.8%) | 193 |
| Femal e | No.% | 4 (4.2%) | 17 (17.7%) | 2 (2.1%) | 1 (1%) | 34 (35.4%) | 10 (10.4%) | 13 (13.5%) | 8 (8.3%) | 7 (7.3%) | 96 |
| Total | No.% | 14 (4.8%) | 37 (12.8%) | 5 (1.7%) | 6 (2.1%) | 99 (34.3%) | 21 (7.3%) | 43 (14.9%) | 40 (13.8%) | 24 (8.3%) | 289 |

**Quadro 1: Distribuição por género**

## DISTRIBUIÇÃO POR IDADE

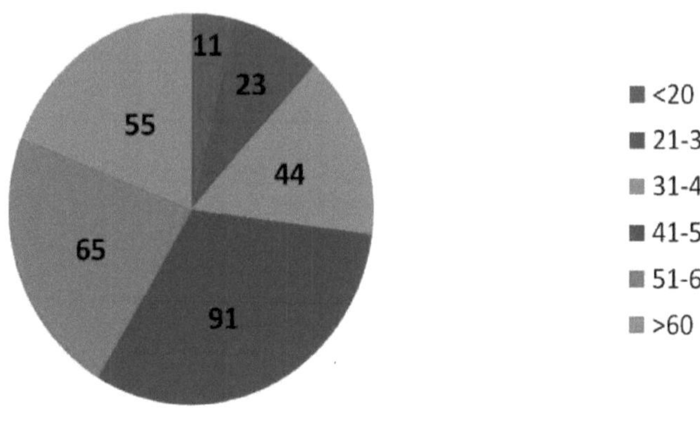


Mean age ± SD = 49 ±13.94

**Figura 2: Gráfico de pizza indicando a distribuição do grupo etário**

| Age | | Groups | | | | | | | | | Total |
|---|---|---|---|---|---|---|---|---|---|---|---|
| | | 1 | 2 | 3 | 4 | 5 | 6 | 7 | 8 | 9 | |
| | | Epi – Morphine | Epi – Mor + Ketorolac IM | Epi – Mor + Morphine IM | Ketorolac IM | Morphine IM + Ketorolac IM | Morphine IM | Mor – IM + Tramadol IM | PCA IV Morphine | PCEA | |
| Less than 20 yrs | No. of % | 0 (0%) | 0 (0%) | 1 (9.1%) | 0 (0%) | 2 (18.2%) | 1 (9.1%) | 1 (9.1%) | 5 (45.5%) | 1 (9.1%) | 11 |
| 21-30 yrs | No. of % | 2 (8.7%) | 5 (21.7%) | 2 (8.7%) | 0 (0%) | 7 (30.4%) | 2 (8.7%) | 2 (8.7%) | 2 (8.7%) | 1 (4.3%) | 23 |
| 31-40 yrs | No. of % | 3 (6.8%) | 3 (6.8%) | 0 (0%) | 2 (4.5%) | 15 (34.1%) | 8 (18.2%) | 5 (11.4%) | 3 (6.8%) | 5 (11.4%) | 44 |
| 41-50 yrs | No. of % | 3 (3.3%) | 10 (11.0%) | 1 (1.1%) | 2 (2.2%) | 38 (41.8%) | 3 (3.3%) | 13 (14.3%) | 14 (15.4%) | 7 (7.7%) | 91 |
| 51-60 yrs | No. of % | 5 (7.7%) | 6 (9.2%) | 0 (0%) | 2 (3.1%) | 21 (32.3%) | 3 (4.6%) | 12 (18.5%) | 8 (12.3%) | 8 (12.3%) | 65 |
| >60 yrs | No. of % | 1 (1.8%) | 13 (23.6%) | 1 (1.8%) | 0 (0%) | 16 (29.1%) | 4 (7.3%) | 10 (18.2%) | 8 (14.5%) | 2 (3.6%) | 55 |
| Total | No. of % | 14 (4.8%) | 37 (12.8%) | 5 (1.7%) | 6 (2.1%) | 99 (34.3%) | 21 (7.3%) | 43 (14.9%) | 40 (13.8%) | 24 (8.3%) | 289 |

Idade média ± DP = 49 ± 13,94

**Quadro 2: Distribuição por idades**

# DIAGNÓSTICO

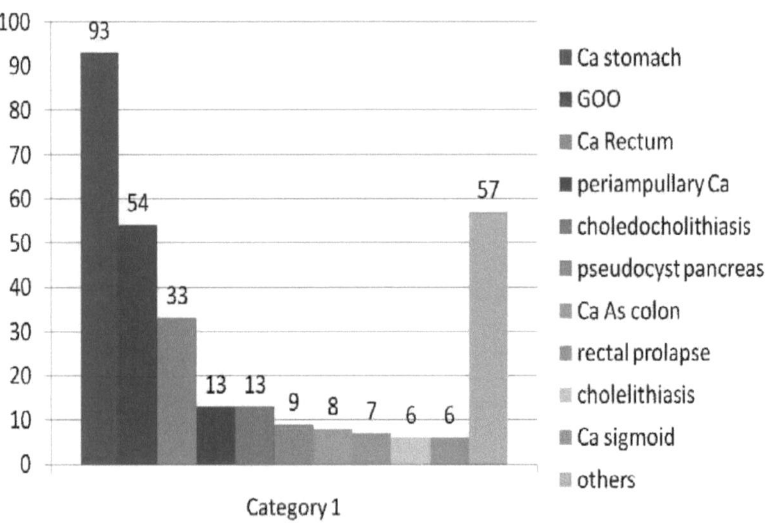


**Figura 3: Gráfico de barras indicando a distribuição dos tipos de diagnóstico (Categoria-1)**

## INCISÃO

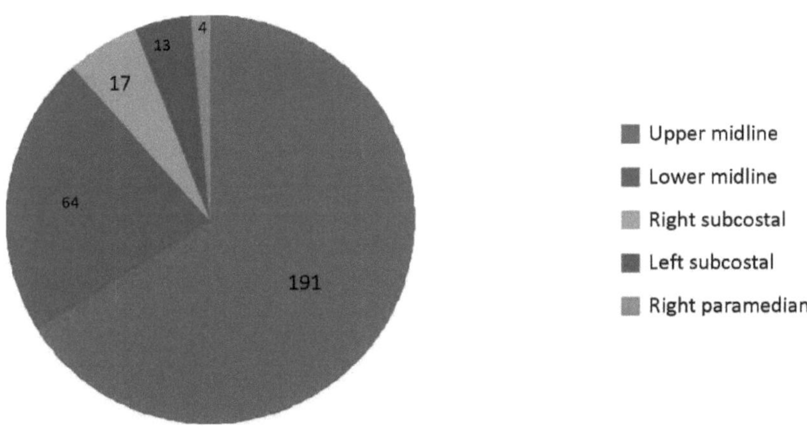


**Figura 4: Gráfico de pizza indicando a distribuição dos vários tipos de Incisão**

| Group | Drug | No. of patients | VAS at 6h Median | VAS at 12h Median | VAS at 24h Median | Satisfaction score Median | Sedation score Median |
|---|---|---|---|---|---|---|---|
| 1 | Epi – Morphine | 10 | 1.00 | 1.50 | 0.50 | 4.00 | 1.00 |
| 2 | Epi – Mor + Ketorolac IM | 28 | 1.00 | 2.00 | 1.00 | 3.00 | 1.00 |
| 3 | Epi – Mor + morphine IM | 3 | 2.00 | 1.00 | 1.00 | 3.00 | 1.00 |
| 4 | Ketorolac IM | 5 | 5.00 | 4.00 | 5.00 | 2.00 | 1.00 |
| 5 | Morphine IM + Ketorolac IM | 58 | 1.00 | 1.00 | 2.00 | 3.00 | 1.00 |
| 6 | Morphine IM | 15 | 2.00 | 5.00 | 3.00 | 2.00 | 1.00 |
| 7 | Mor – IM + Tramadol IM | 28 | 1.00 | 2.00 | 2.00 | 3.00 | 2.00 |
| 8 | PCA IV Morphine | 29 | 1.00 | 1.00 | 1.00 | 3.00 | 2.00 |
| 9 | PCEA | 15 | 1.00 | 1.00 | 1.00 | 3.00 | 1.00 |
| P Value | | | 0.05 | 0.05 | 0.05 | 0.05 | 0.05 |

**Tabela-3 - Análise entre a incisão na linha média superior e vários resultados**

| Group | Drug | Number | VAS at 6h Median | VAS at 12h Median | VAS at 24h Median | Satisfaction score Median | Sedation score Median |
|---|---|---|---|---|---|---|---|
| 1 | Epi – Morphine | 2 | 1.50 | 1.50 | 1.50 | 3.00 | 1.00 |
| 2 | Epi – Mor + Ketorolac IM | 8 | 1.00 | 2.00 | 1.00 | 3.00 | 1.00 |
| 4 | Ketorolac IM | 1 | 5.00 | 3.00 | 5.00 | 2.00 | 1.00 |
| 5 | Morphine IM + Ketorolac IM | 30 | 1.00 | 2.00 | 1.00 | 3.00 | 1.00 |
| 6 | Morphine IM | 5 | 2.00 | 2.00 | 5.00 | 2.00 | 1.00 |
| 7 | Mor – IM + Tramadol IM | 9 | 1.00 | 1.00 | 1.00 | 3.00 | 1.00 |
| 8 | PCA IV Morphine | 5 | 2.00 | 1.00 | 1.00 | 3.00 | 1.00 |
| 9 | PCEA | 4 | 2.00 | 2.00 | 1.00 | 3.00 | 1.00 |
| P Value | | | 0.076 | 0.858 | 0.080 | *0.019* | *0.007* |

**Tabela-4- Análise entre a incisão na linha média inferior e vários resultados**

| Group | Drug | Number | VAS at 6h (Median) | VAS at 12h (Median) | VAS at 24h (Median) | Satisfaction score (Median) | Sedation score (Median) |
|---|---|---|---|---|---|---|---|
| 2 | Epi – Mor + ketorolac IM | 1 | 1.00 | 0.00 | 0.00 | 4.00 | 1.00 |
| 5 | Morphine IM + Ketorolac IM | 4 | 2.00 | 1.50 | 1.50 | 3.00 | 1.00 |
| 6 | Morphine IM | 1 | 0.00 | 2.00 | 4.00 | 3.00 | 1.00 |
| 7 | Mor – IM + Tramadol IM | 2 | 1.50 | 2.00 | 2.50 | 3.00 | 1.50 |
| 8 | PCA IV Morphine | 4 | 1.00 | 3.00 | 2.00 | 3.00 | 1.00 |
| 9 | PCEA | 5 | 2.00 | 2.00 | 2.00 | 3.00 | 1.00 |
| P Value | | | 0.694 | 0.492 | 0.275 | 0.075 | 0.672 |

**Tabela-5- Análise entre a incisão subcostal direita e os vários resultados**

| Group | Drug | Number | VAS at 6h (Median) | VAS at 12h (Median) | VAS at 24h (Median) | Satisfaction score (Median) | Sedation score (Median) |
|---|---|---|---|---|---|---|---|
| 1 | Epi – morphine | 2 | 1.50 | 2.50 | 1.50 | 3.50 | 1.00 |
| 3 | Epi – mor + morphine IM | 2 | 0.00 | 1.00 | 0.00 | 4.00 | 1.50 |
| 5 | Morphine IM + Ketorolac IM | 4 | 2.00 | 1.00 | 1.00 | 3.00 | 1.00 |
| 7 | Mor – IM + Tramadol IM | 3 | 2.00 | 1.00 | 1.00 | 3.00 | 1.00 |
| 8 | PCA IV Morphine | 2 | 0.50 | 1.50 | 3.50 | 3.00 | 2.00 |
| P Value | | | 0.174 | 0.952 | 0.049 | 0.052 | 0.139 |

**Tabela-6- Análise entre a incisão subcostal esquerda e os vários resultados**

| Group | Drug | Number | VAS at 6h (Median) | VAS at 12h (Median) | VAS at 24h (Median) | Satisfaction score (Median) | Sedation score (Median) |
|---|---|---|---|---|---|---|---|
| 5 | Morphine IM + Ketorolac IM | 3 | 2.00 | 1.00 | 1.00 | 3.00 | 1.00 |
| 7 | Mor – IM + Tramadol IM | 1 | 1.00 | 2.00 | 1.00 | 3.00 | 1.00 |
| P Value | | | 0.083 | 0.083 | 1.000 | 1.000 | 1.000 |

**Tabela-7- Análise entre a incisão paramediana direita e os vários resultados**

<u>MODALIDADES DE ANALGESIA</u>

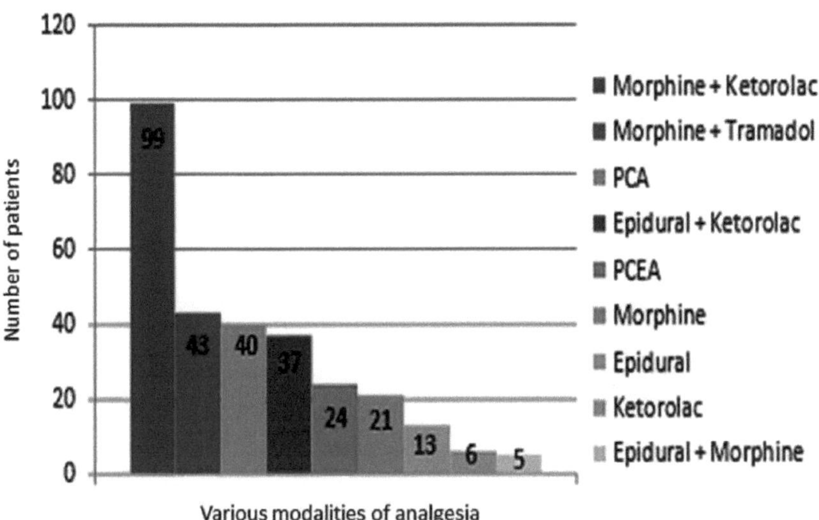


**Figura 5: Gráfico de barras indicando a distribuição das várias modalidades de analgesia**

## Várias vias de administração

| 0 – 24 hours | Morphine, N | Ketorolac, N | Tramadol, N | Fentanyl + Bupivacaine, N |
|---|---|---|---|---|
| Intramuscular | 168 | 142 | 43 | 0 |
| Epidural bolus | 55 | 0 | 0 | 0 |
| IV PCA | 40 | 0 | 0 | 0 |
| PCEA | 0 | 0 | 0 | 24 |

Nota: O número total de doentes é superior a 289 devido à utilização de mais do que uma via em muitos doentes

**Quadro 8: Indicação das várias vias de administração**

| Groups | N | Mean | | | Median | | | Std. Deviation | | |
|---|---|---|---|---|---|---|---|---|---|---|
| | | 6h | 12h | 24h | 6h | 12h | 24h | 6h | 12h | 24h |
| Epi – Morphine | 14 | 0.92 | 1.84 | 0.92 | 1 | 2 | 1 | 0.663 | 1.573 | 0.862 |
| Epi – Mor + ketorolac IM | 37 | 0.94 | 1.70 | 1.37 | 1 | 2 | 2 | 0.743 | 1.469 | 1.209 |
| Epi – Mor + Morphine IM | 5 | 1.00 | 1.2 | 1.00 | 1 | 1 | 2 | 1.000 | 0.752 | 1.224 |
| Ketorolac IM | 6 | 4.33 | 4.16 | 4.83 | 5 | 4 | 5 | 1.549 | 1.095 | 0.408 |
| Morphine IM + Ketorolac IM | 99 | 1.47 | 1.63 | 1.57 | 1 | 2 | 1 | 0.861 | 1.054 | 1.074 |
| Morphine IM | 21 | 2.28 | 3.23 | 3.42 | 2 | 4 | 4 | 1.814 | 1.946 | 1.599 |
| Mor – IM + Tramadol IM | 43 | 1.32 | 1.76 | 1.76 | 1 | 2 | 2 | 0.837 | 0.868 | 0.971 |
| PCA IV Morphine | 40 | 1.35 | 1.50 | 2.00 | 1 | 1 | 2 | 0.700 | 1.198 | 1.195 |
| PCEA Fentanyl+ Bupivacaine | 24 | 1.50 | 1.70 | 1.37 | 2 | 2 | 1 | 0.722 | 0.690 | 0.710 |

**Tabela-9- Escores visuais analógicos de dor em várias modalidades de analgesia.**

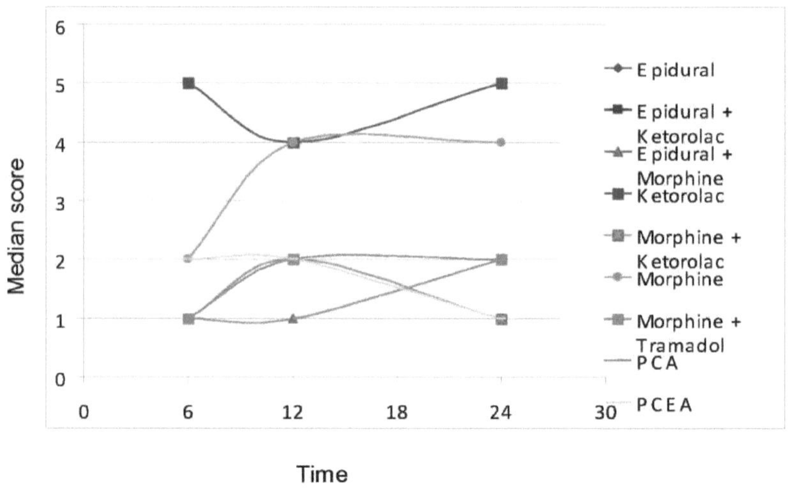


**Figura-6: Gráfico que indica a pontuação da dor em várias modalidades de analgesia**

Índice de satisfação

| Groups | Drug | N | Mean | Median | Std. Deviation |
|---|---|---|---|---|---|
| 1 | Epi – Morphine | 14 | 3.50 | 3 | .519 |
| 2 | Epi – Mor + ketorolac IM | 37 | 3.32 | 3 | .626 |
| 3 | Epi – Mor + morphine IM | 5 | 3.60 | 4 | .548 |
| 4 | Ketorolac IM | 6 | 2.17 | 2 | .408 |
| 5 | Morphine IM + Ketorolac IM | 99 | 3.07 | 3 | .410 |
| 6 | Morphine IM | 21 | 2.38 | 2 | .498 |
| 7 | Mor – IM + Tramadol IM | 43 | 3.02 | 3 | .344 |
| 8 | PCA IV Morphine | 40 | 3.10 | 3 | .441 |
| 9 | Epi – Morphine | 24 | 3.08 | 3 | .282 |

**Tabela 10: Pontuações de satisfação em várias modalidades de analgesia**

# Índice de satisfação

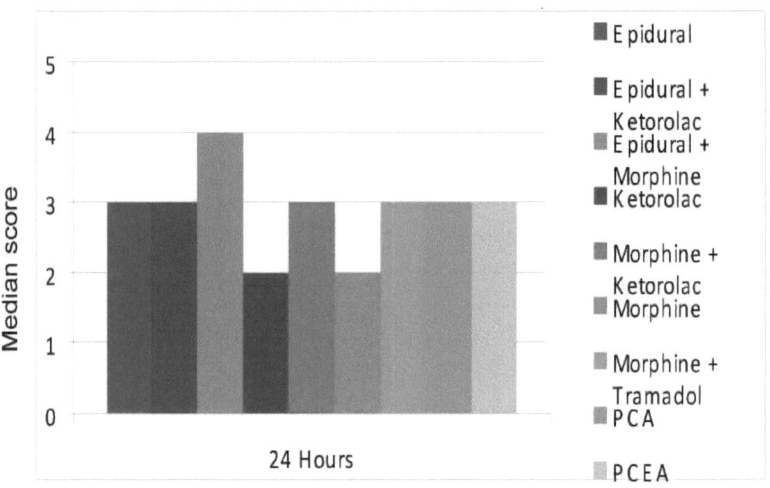


**Figura 7: Gráfico de barras indicando os níveis de satisfação em várias modalidades de analgesia**

Pontuação de sedação

| Groups | Drug | N | Mean | Median | Std. Deviation |
|---|---|---|---|---|---|
| 1 | Epi – Morphine | 13 | 1.00 | 1 | .000 |
| 2 | Epi – Mor + ketorolac IM | 37 | 1.03 | 1 | .164 |
| 3 | Epi – Mor + morphine IM | 5 | 1.20 | 1 | .447 |
| 4 | Ketorolac IM | 6 | 1.00 | 1 | .000 |
| 5 | Morphine IM + Ketorolac IM | 99 | 1.02 | 1 | .141 |
| 6 | Morphine IM | 21 | 1.05 | 1 | .218 |
| 7 | Mor – IM + Tramadol IM | 43 | 1.05 | 2 | .213 |
| 8 | PCA IV Morphine | 40 | 1.10 | 2 | .304 |
| 9 | Epi – Morphine | 24 | 1.13 | 1 | .338 |

**Tabela 11: Pontuações de sedação em várias modalidades de analgesia**

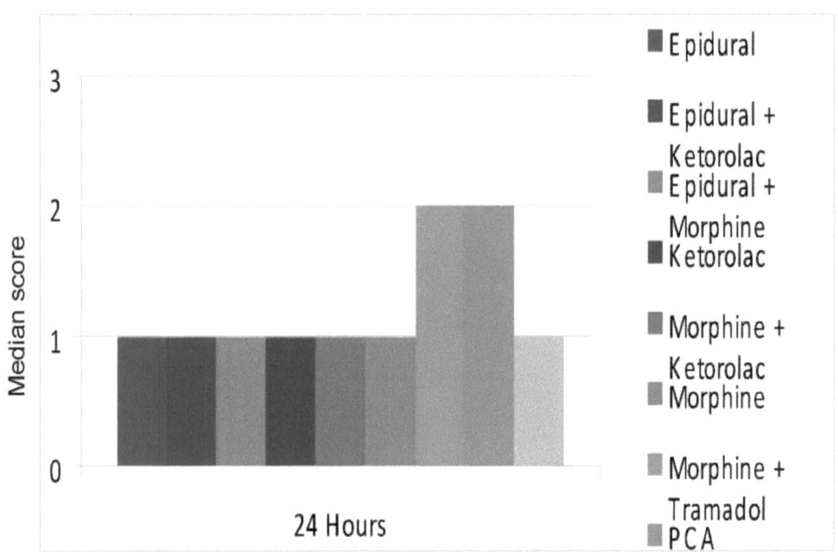


**Figura 8: Gráfico de barras indicando as pontuações de sedação em várias modalidades de analgesia**

# REFERÊNCIAS


1. Charghi R, Backman S, Christou N, Rouah F, Schricker T. Patient controlled iv analgesia is an acceptable pain management strategy in morbidly obese patients undergoing gastric bypass surgery. Uma comparação retrospetiva com a analgesia epidural. Can J Anesth 2003; 50: 672-8
2. Warner, D. (2000). Prevenção de complicações pulmonares pós-operatórias: o papel do anestesiologista. Anesthesiology, Vol. 92, No. 5, (maio 2000), pp.1467-1472, ISSN 0003-3022
3. Shapiro, Arie & Zohar, Edna & Hoppenstein, David & Ifrach, Nisim & Jedeikin, Robert & Fredman, Brian. (2003). A comparison of three techniques for acute postperative pain control following major abdominal surgery. Journal of clinical anesthesia. 15. 345-50. 10.1016/S0952-8180(03)00067-9.
4. Alon E, Jaquenod M, Schaeppi B. Post-operative epidural versus intravenous patient-controlled analgesia. Minerva Anestesiol. 2003 May;69(5):443-6.
5. Mann C, Pouzeratte Y, Boccara G, Peccoux C, Vergne C, Brunat G, Domergue J, Millat B, Colson P. Comparação de analgesia intravenosa ou epidural controlada pelo paciente em idosos após cirurgia abdominal de grande porte. Anesthesiology. 2000 Feb;92(2):433-41.
6. George KA, Wright PM, Chisakuta AM, Rao NV: Analgesia epidural torácica comparada com morfina intravenosa controlada pelo paciente após cirurgia abdominal superior. Ata Anaesthesiol Scand 1994; 38:808-12
7. Standl T, Eckert S, Schulte am Esch J. Raquianestesia contínua por microcateter no período pós-operatório: Um estudo prospetivo da sua eficácia e complicações. Eur J Anaesthesiol. 1995;12:273-9.
8. . Ozalp G, Güner F, Kuru N, Kadiogullari N. Analgesia epidural pós-operatória controlada pelo doente com misturas de opiáceos e bupivacaína. Can J Anaesth. 1998 .Oct;45(10):938-42.
9. *Fischer RL, Lubenow TR, Liceaga A, McCarthy RJ, Ivankovich AD.* Comparação da infusão epidural contínua de fentanil-bupivacaína e morfina-bupivacaína no tratamento da dor pós-operatória. Anesth Analg 1988; 67: 559-63
10. Wu CL, Cohen SR, Richman JM, Rowlingson AJ, Courpas GE, Cheung K, Lin EE, Liu SS. Efficacy of postoperative patient- controlled and continuous infusion epidural analgesia versus intravenous patient-controlled analgesia with opioids: a metaanalysis. Anesthesiology. 2005 Nov;103(5):1079-88; quiz 110910.
11. Ballantyne JC, Carr DB, deFerranti S, Suarez T, Lau J, Chalmers TC, Angelillo IF, Mosteller F. The comparative effects of postoperative analgesic therapies on pulmonary outcome: cumulative meta-analyses of randomized, controlled trials.Anesth Analg. 1998 Mar;86(3):598-612.

12. Tsui SL, Irwin MG, Wong CM, Fung SK, Hui TW, Ng KF, et al. Uma auditoria da segurança de um serviço de dor aguda. Anaesthesia 1997;52:1042-7.
13. Chanvej L, Petpichetchian W, Kovitwanawong N, Chaibandit C, Vorakul C, Khunthong T. A chart audit of postperative pain assessment and documentation: the first step to implement pain assessment as the fifth vital sign in a University hospital in Thailand. J Med Assoc Thai. 2004;87:1447-53.
14. Powell AE,Davies HTO,BannisterJ,Macrae WA.Understanding the challenges of service change-learning from acute pain services in the UK *JR Soc Med* 2009. vol. 102(pg. 62-8)
15. Myles PS, Williams DL, Hendrata M, Anderson H, Weeks AM. Patient satisfaction after anaesthesia and surgery: results of a prospective survey of 10,811 patients. Br J Anaesth. 2000 Jan;84(1):6-10.
16. Chan SK, Chui PT, Lee A, Lai PB, Li TY, Gin T. Atitudes dos cirurgiões e perceção de um serviço de dor aguda. Hong Kong Med J. 2008;14:342-7.
17. Antonio Vallano, Cristina Aguilera, Josep Maria Arnau, Josep- Eladi Banos, Joan-Ramon Laporte, Grupo de Estudos de Analgesia Pós-operatória da Sociedade Espanhola de Farmacologia Clínica Centro Coordenador e Análise de Dados:Br J Clin Pharmacol. 1999 Jun; 47(6): 667-673.
18. Cheung CW, Ying CL, Lee LH, Tsang SF, Tsui SL, Irwin MG.Eur J Pain. 2009 May;13(5):464-71.
19. Komatsu H, Matsumoto S, Nagasaki G, Hori M. [O efeito da infusão epidural contínua da combinação de buprenorfina e bupivacaína para alívio da dor pós-operatória utilizando um infusor portátil do tipo 0,5 ml.h-1 com módulo de controlo do paciente].Masui. 1996 Jun;45(6):735-40.
20. Nightingale JJ, Burmeister L, Hopkins D. Um inquérito nacional sobre a utilização de analgesia epidural em doentes com sépsis submetidos a laparotomia. Anaesthesia.2011 Apr;66(4):311-2.
21. Salomâki TE, Kokki H, Turunen M, Havukainen U, Nuutinen LS. Introducing epidural fentanyl for on-ward pain relief after major surgery. Ata Anaesthesiol Scand. 1996.
22. Liu K, Hsu CC, Chia YY. Efeito da dexametasona na emese e dor pós-operatória. Br J Anaesth. 1998 Jan;80(1):85-6.
23. Rockemann MG, Seeling W, Brinkmann A, Goertz AW, Hauber N, Junge J, et al. Efeitos analgésicos e hemodinâmicos da clonidina epidural, clonidina/morfina e morfina após cirurgia pancreática: A double-blind study. Anesth Analg. 1995;80:869-74
24. Behera B K, Puri G D, Ghai B. Patient-controlled epidural analgesia with fentanyl and bupivacaine provides better analgesia than intravenous morphine patient-controlled analgesia for early thoracotomy pain. J Postgrad Med

2008;54:86-90

25. RP Grant, JF Dolman, JA Harper, *et al.* **Patient-controlled lumbar epidural fentanyl compared with patient-controlled intravenous fentanyl for post-thoracotomy pain.**Can J Anaesth, 39 (1992), pp. 214-21
26. Cooper DW, Turner G. Patient-controlled extradural analgesia to compare bupivacaine, fentanyl and bupivacaine with fentanyl in the treatment of postperative pain. Br J Anaesth 1993; 70: 503-7.
27. Halpern SH, Muir H, Breen TW, Campbell DC, Barrett J, Liston R, Blanchard JW. A multicenter randomized controlled trial comparing patient-controlled epiduralwith intravenous analgesia for pain relief in labor. Anesth Analg. 2004Nov;99(5):1532-8;
28. Jayr C, Thomas H, Rey A, et al. Complicações pulmonares pós-operatórias: analgesia epidural com bupivacaína e opióides versus opióides parenterais. Anesthesiology 1993;78:666-76.
29. B. S. von Ungern-Sternberg, A. Regli, A. Reber, M. C. Schneider; Effect of obesity and thoracic epidural analgesia on perioperative spirometry, *BJA: British Journal of Anaesthesia,* Volume 94, Número 1, 1 de janeiro de 2005, Páginas 121-127
30. Lauren J. DeLoach, MD*, Michael S. Higgins, MDt, Amy B. Caplan, MD*, e Judith L. Stiff, MD The Visual Analog Scale in the Immediate Postoperative Period: lntrasubject Variability and Correlation with a Numeric Scale (Anesth Analg 1998;86:102-6)
31. Mankikian B, Cantineau J, Bertrand M. Melhoria da função diafragmática por um bloqueio extradural torácico após cirurgia abdominal superior. Anesthesiology 1988;68:379-86.
32. Vallano A, Aguilera C, Arnau JM, Banos JE, Laporte JR. Gestão da dor pós-operatória em cirurgia abdominal em Espanha. Um estudo multicêntrico de utilização de medicamentos. Br J Clin Pharmacol. 1999;47:667- 73
33. Armstrong PJ, Burgess RW. Choice of incision and pain following gallbladder surgery (Escolha da incisão e dor após cirurgia da vesícula biliar). Br J Surg. 1990;77:746-8.
34. Brown SR, Goodfellow PB. Incisões transversais versos linha média para cirurgia abdominal. Cochrane Database Syst Rev 2005;( 4):CD005199. 9.
35. Mimica Z, Pogorelic Z, Perko Z, Srsen D, Stipic R, Dujmovic D.
Efeito da incisão cirúrgica na dor e na função respiratória após cirurgia abdominal: um ensaio clínico aleatório.
Hepatogastroenterol. 2007;54:2216-20.
36. Vengadesh GS, Sistla SC, Smile SR. Alívio da dor pós-operatória após operações

abdominais: um estudo prospetivo aleatório de comparação da analgesia controlada pelo doente com opióides parenterais convencionais. Indian J Surg. 2005;67:34-7. Disponível em http://hdl.handle.net/1807/6272.

37. Yorozu T, Morisaki H, Kondoh M, Toyoda Y, Miyazawa N, Shigematsu T. A anestesia epidural durante a cirurgia abdominal superior proporciona uma melhor analgesia pós-operatória. J Anesth. 1996;10:10-5.

38. Dolin SJ, Cashman JN, Bland JM. Effectiveness of acute postperative pain management: I. Evidência de dados publicados. Br J Anaesth. 2002 Sep;89(3):409-23.

39. Coleman SA, Booker-Milburn J. Auditoria do controlo da dor pós-operatória. Influência de uma enfermeira dedicada à dor aguda. Anaesthesia. 1996;51:1093-6.

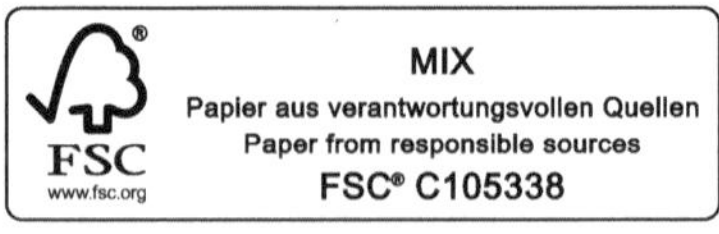


Printed by Books on Demand GmbH, Norderstedt / Germany